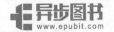

医疗大数据
挖掘与可视化

赵 杰 何贤英 **主 编**

王琳琳 马倩倩 崔芳芳 **副主编**

人民邮电出版社

北 京

图书在版编目（CIP）数据

医疗大数据挖掘与可视化 / 赵杰，何贤英主编. ——
北京：人民邮电出版社，2023.9
ISBN 978-7-115-61574-9

Ⅰ. ①医… Ⅱ. ①赵… ②何… Ⅲ. ①医学—数据处
理 Ⅳ. ①R319

中国国家版本馆CIP数据核字(2023)第060416号

内 容 提 要

普及医疗大数据挖掘与可视化技术，对提升医疗行业数据的质量与处理效率、实现数据的价值最大化、推动精准医疗深入应用有着重要的作用。

本书内容立足于医疗大数据的挖掘与可视化，分为总体篇、数据基础篇、数据挖掘篇、可视化篇、应用篇等5个部分，共10章，包含医疗大数据及其平台的概述，医疗大数据的采集、清洗、融合，医疗大数据挖掘概述、工具与方法，医疗大数据可视化概述、工具与方法，以及用实例展示医疗大数据可视化分析平台的设计与使用方法等内容。

本书结构清晰，图文并茂，从实际应用角度探讨医疗大数据与数据挖掘及可视化技术的深度结合，适合从事医疗大数据相关工作的读者阅读，也适合作为高校相关专业学生的参考书。

- ◆ 主　编　赵　杰　何贤英
  副主编　王琳琳　马倩倩　崔芳芳
  责任编辑　贾鸿飞
  责任印制　王　郁　胡　南
- ◆ 人民邮电出版社出版发行　　北京市丰台区成寿寺路 11 号
  邮编　100164　　电子邮件　315@ptpress.com.cn
  网址　https://www.ptpress.com.cn
  涿州市般润文化传播有限公司印刷
- ◆ 开本：800×1000　1/16
  印张：12.5　　　　　　　　　　2023 年 9 月第 1 版
  字数：280 千字　　　　　　　　2023 年 9 月河北第 1 次印刷

定价：119.90 元

读者服务热线：(010)81055410　印装质量热线：(010)81055316
反盗版热线：(010)81055315
广告经营许可证：京东市监广登字 20170147 号

　　医疗大数据已是当下重要的基础性战略资源。前所未有的海量医疗数据为现代医学的发展带来了机遇，为发现疾病本质规律、生命知识奠定了数据基础，也对数据价值的挖掘提出了挑战。面对复杂而庞大的医疗数据，进行高效的挖掘与可视化是促进现代医学发展的重要手段，也是进行精准医疗必不可少的环节。在信息化飞速发展和"数据大爆炸"的时代，主动学习数据挖掘与可视化技术，善于将其应用于医疗大数据的处理和分析，是新一代医疗工作者应具备的职业技能之一。

　　本书旨在厘清医疗大数据挖掘与可视化技术各个环节的内涵、关键技术、流程和实用工具的应用等，推广和普及医疗大数据挖掘与可视化技术，进而提升医疗大数据处理的质量与效率，实现医疗数据的价值最大化，推动精准医疗在疾病"防诊治"中的深入应用。本书由总体篇、数据基础篇、数据挖掘篇、可视化篇、应用篇5个部分组成，共10章。总体篇对医疗大数据及医疗大数据平台进行概述；数据基础篇介绍医疗大数据采集、清洗、融合等数据处理前期的基础准备过程；数据挖掘篇介绍医疗大数据挖掘的相关概念、原理与应用，并系统总结医疗大数据挖掘所用的工具与方法；可视化篇主要讲解医疗大数据挖掘与研究结果的可视化技术，并对可视化的流程与设计、常用工具与方法等进行详细介绍；应用篇以医疗大数据可视化分析平台为例，展现相关技术的实际应用。

　　本书独特之处在于将医疗大数据与数据的挖掘和可视化技术深度结合，从医疗大数据本身出发，探讨适用于医疗大数据挖掘与可视化的工具和方法，为医院、高校等的科研人员，医学或数据科学相关专业的学生，从事医疗或数据科学相关工作的技术人员，以及医疗大数据挖掘与可视化爱好者提供可读性高、操作性强的参考，本书也可帮助医疗工作者掌握医疗大数据挖掘与可视化技术，更深入地开展疾病的个性化诊疗，用新思路解决医学难题。

　　本书得到了科技创新2030——"新一代人工智能"重大项目（2022ZD0160704）、中央引导地方科技发展专项资金项目、国家超级计算郑州中心创新生态系统建设科技专项（201400210400）、河南省高等学校重点科研项目（22A330004、23A330007、23B330004）、河南省科技攻关项目（232102311057、222102310178）以及上海人工智能实验室的支持，由互联网医疗系统与应用国家工程实验室组织编写。在本书编写过程中，我们参考了国内外医疗大数据和医疗人工智能相关的应用研究与先进理念，感谢这些专家学者的著作给予我们启示。同样感谢人民邮电出版社给予我们帮助。在此，谨对支持本书编写的领导与专家致以衷心的感谢。

医疗大数据挖掘与可视化技术涉及临床医学、计算机科学与技术、统计学等多个学科，正处于快速发展阶段。由于编者水平有限，书中难免存在不妥和疏漏之处，敬请业界同人和广大读者不吝指正，发送电子邮件至 *jiahongfei@ptpress.com.cn*，以帮助本书渐臻完善。编者亦会实时关注行业发展趋势，不断学习与总结，与时俱进。未来，我们希望能与国内外医疗大数据领域的专家携手奋进，做出更好的成绩，使更多的人享受到医疗大数据带来的益处。

编者

2023 年 6 月

目　录

第 2 部分　数据基础篇

第 3 部分　数据挖掘篇

第 4 部分　可视化篇

第 5 部分　应用篇

第 1 章

医疗大数据概述

1.1 大数据概述

1.1.1 大数据基础知识

1. 大数据定义

2008 年 *Nature* 出版专刊 *Big Data*,首次提出名词"大数据"[1]。2011 年 *Science* 推出关于数据处理的专刊 *Dealing with Data*[2]。大数据自提出至今得到各界高度关注,但其定义学术界尚未达成共识,目前主要为从内涵和外延进行的定性描述。

(1)技术分析角度。这一类定义重点关注的是对海量、复杂的数据进行分析、处理,从而获得信息和知识的技术手段。其中较为权威的观点来自麦肯锡全球研究院(McKinsey Global Institute,MGI)所发表的《大数据:下一个创新、竞争和生产力的前沿》,其提出:"大数据"是指无法在一定时间范围内用常规软件工具进行捕捉、存储、管理和分析的数据集合。维基百科将其定义为利用常用软件工具捕获、管理和处理数据所耗时间超过可容忍时间的数据集。徐宗本院士在第 462 次香山科学会议上的报告中,将大数据定义为不能集中存储并且难以在可接受时间内分析、处理,其中个体或部分数据呈现低价值性而数据整体呈现高价值性的海量、复杂数据集。综合此类观点来看,一是大数据是一种难以处理的大规模数据集,二是需要特定的技术才能完成其采集、分析、应用等。

(2)大数据应用价值角度。这一类定义强调大数据的应用,关注的是从数据中获取有价值的信息和知识,最终目的是建立商业方面的竞争优势甚至是创新商业模式。高德纳咨询公司(Gartner Group)曾提出:大数据是需要新处理模式赋予更强的决策力、洞察力和流程优化能力来适应海量、高增长率和多样化等特征的信息资产。哈佛大学访问学者徐晋在《大数据经济学》中指出,大数据是指存在价值关联的海量数据。其本质是社会经济的离散化解构和全息化重构,表现为行业间海量数据的关系从量变到质变的转变,即深度挖掘。《促进大数据发展行动纲要》中指出,大数据是以容量大、类型多、存取速度快、应用价值高为主要特征的数据集合,其相关技术正快速发展为对数量巨大、来源分散、格式多样的数据进行采集、存储和关联分析,从中发现新知识、创造新价值、提升新能力的新一代信息技术和服务业态。

（3）大数据对社会发展影响角度。这一类定义强调大数据对人类社会生产和生活方式、思维范式等产生的重大影响，认为大数据开启了人类发展的新阶段，并且认为这种范式的影响是持久而深远的。英国数据科学家维克托·迈尔-舍恩伯格（Viktor Mayer-Schönberger）及肯尼斯·库克耶（Kenneth Cukier）在出版的《大数据时代》中提出，大数据是人们获得新的认知、创造新的价值的源泉，大数据还是改变市场、组织结构的方法。哈佛大学定量社会学研究所主任盖瑞·金（Gary King）在名为"Why 'Big Data' Is a Big Deal"的演讲中指出，大数据技术是一场"大数据革命"（Big Data Revolution），给政府管理、学术研究及商业活动带来了很多颠覆式变革。他认为，大数据技术将触及任何一个领域，其改变的不仅仅是信息生产力，更是信息生产关系。

虽然以上关于大数据定义的方式、角度以及侧重点不同，但是所传递的信息基本一致，即大数据归根结底是由数量巨大、结构复杂、类型众多的数据构成的数据集，其特性是无法使用传统的数据管理以及处理技术，其本质是"信息爆炸时代"对数据的核心价值再挖掘。

2．大数据特征

最初不同的学者对大数据的特征进行归纳和阐述，认为大数据满足"3V"的特征，即规模性（Volume）、高速性（Velocity）、多样性（Variety）[3]。后来也有学者提出价值性（Value）作为第 4 个特征。

（1）**规模性**：指数据量极大。根据国际数据公司（International Data Corporation，IDC）的估测，数据以每年 50%的速度增长，即每两年就增长一倍（大数据摩尔定律）。

（2）**高速性**：指数据产生和更新的速度很快，大数据的产生、传输、更新速度快，是一个快速的动态过程。在"大数据时代"，从数据的生成到消耗，时间窗口非常小，需要对数据进行实时分析与处理，在秒级完成万亿张表的聚合查询，以实现实时推荐、交互查询以及决策等场景。

（3）**多样性**：包括来源多样化、形态多样化、格式多样化以及表达多样化等特点。大数据不仅包括文本数据，还包括图像、视频以及音频等多媒体数据。大数据由非结构化数据、结构化数据以及半结构化数据组成。大部分为非结构化数据，其与人类信息密切相关。

（4）**价值性**：指数据价值稀疏，犹如浪里淘沙却又弥足珍贵。大数据虽然多，但价值密度非常低。以视频为例，在连续不间断的监控中，可能有用的数据时长仅一两秒。例如，若基于用户发送的微博评估其信用水平，大部分微博未必能提供有效信息。大数据虽然价值密度低，但商业价值高。大数据中隐藏了具有高价值的信息，这些信息需要通过机器学习与数据挖掘方法才可能提取到。

以医院电子病历数据为例，它是典型的大数据。首先，电子病历数据量大。以一个小规模城市的数家医院形成的区域医疗系统为例，每天门诊量和住院患者数都在数万人以上，每人每次的病历、检验数据可达到几个 GB，因此每天的数据都在几个 TB 甚至数十个 TB 以上。其次，电子病历数据的更新速度快。每天在线检查、化验的人数快速增加，其数据也在快速更新。然后，电子病历数据包括文本、图像和视频等多类型数据。最重要的是电子病历数据中隐藏着极有价值的医疗和医学信息。通过数据挖掘方法可以挖掘出这些信息以便医生进一步分析患者的病因，形成更好的治疗方案。

同时，不同学者在"4V"的基础上对大数据特征进行了拓展，认为大数据还具有真实性（Veracity）、易变性（Variability）等特征。大数据的真实性是指数据的准确度和可信赖度，代表数据的质量。大数据的易变性是指伴随数据高速性的特征，数据流还呈现一种波动的特征。

综上所述，大数据特征如图 1-1 所示。

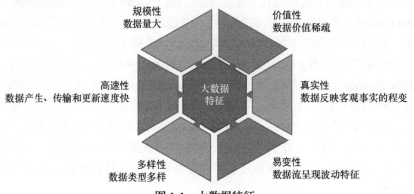

图 1-1   大数据特征

随着时间的推移，业界对大数据的认识更深入、更全面。除以上对大数据特征的通用描述之外，不同应用领域的大数据的具体特征也存在差异。如医疗领域需要根据患者病历以及影像等信息判断病情，由于其与人们的健康息息相关，所以数据精度以及可靠性要求非常高。医疗大数据的特征将在 1.2.3 小节中详细介绍。

1.1.2   大数据关键技术

大数据技术是指从各种各样类型的巨量数据中，快速获得有价值的信息的技术。解决大数据问题的核心是大数据技术。大数据研发目的是发展大数据技术并将其应用到相关领域，通过解决巨量数据处理问题来促进其突破性发展。因此，大数据时代带来的挑战不仅体现在如何处理巨量数据并从中获取有价值的信息，也体现在如何加强大数据技术研发，抢占时代发展的前沿。大数据关键技术包括数据采集、数据清洗、数据融合等基础技术，以及数据挖掘和数据可视化技术（见图 1-2）。

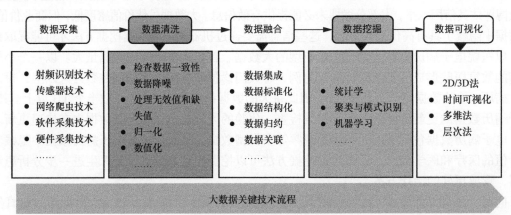

图 1-2   大数据关键技术

1. 数据采集

大数据来源广泛，包含文本、图像、音/视频等各类结构化、半结构化及非结构化数据，数据采集是大数据技术开展的基础。对于数据的采集，目前常用的技术包括射频识别技术、传感器技术、网络爬虫技术、软件采集技术等。

2. 数据清洗

并非所有的数据皆是有价值的，有些数据并不是我们所关心的内容，同时有些数据存在完全错误的干扰项，因此要对数据通过过滤"去噪"，从而提取有效数据。数据清洗是一种清除错误数据、去掉重复数据的技术，包括检查数据一致性、数据降噪、处理无效值和缺失值等。

3. 数据融合

数据融合是将来自不同数据源的异构数据进行检测、抽取、预处理、关联、估计和整合等一系列操作的一种多层次、多角度数据处理手段，包括数据集成、数据标准化、数据结构化、数据归约等技术。数据融合是大数据处理的难点。

4. 数据挖掘

大数据的核心在于对这些有意义的数据进行专业化处理，通过数据挖掘实现数据价值最大化。数据挖掘就是从大量的实际应用数据中，提取隐藏在其中的有价值的信息的过程。一般而言，数据挖掘技术包括统计学、聚类与模式识别、机器学习等。

5. 数据可视化

数据可视化就是借助图形化的手段，将信息形象化，清晰、有效地传达与沟通信息。利用人类对形状、颜色的敏感，有效地传递信息，从而直观展现数据中的关系、规律和趋势。数据可视化技术包括 2D/3D 法、时间可视化、多维法和层次法等。常用的数据可视化图表有柱状图、条形图、饼图、雷达图、折线图、堆积图、散点图、标签云、关系图等。

大数据的意义不仅仅在于生产和掌握庞大的数据信息，更重要的是利用大数据技术对数据进行深度价值挖掘与利用。换言之，如果把大数据比作一种产业，那么这种产业实现盈利的关键在于提高大数据技术对数据的"加工能力"，通过"加工"实现数据的"增值"。

1.2 医疗大数据本质

1.2.1 医疗大数据产生的背景

一方面，大数据时代的到来为现代医学的发展带来了前所未有的机遇，网络大数据使人们获得了前所未有的大规模医学数据。医疗机构开始利用信息技术将越来越多的医疗数据电子化，并以不同的形式和结构存储起来。各类医疗信息系统数据，加上医院与医保的结算与费用数据、医学研究的数据、医院药物采购与使用监管数据、居民的行为与健康管理数据及政府的人口与公共卫生数据，构成了医疗卫生领域大数据的初期数据资源。另一方面，现代医学的发展也带来海量的数据，如现代医学除了常规收集的患者信息量非常巨大以外，基因组学、蛋白质组学、脂质组学、表观遗传学、代谢组学、转录组学等数据规模也同样庞大。这些规模庞大、动态性强、复杂性高、种类繁多的数据为我们综合分析、挖掘每位患者病理学、生理学和病理生理学等数据提供了充足的样本。

　　医疗大数据的合理利用能提供巨大的产业空间和社会价值。首先，大数据能够极大地增强医生和医学研究者获取新知识的能力。主观地从不同结构的数据中寻找问题的答案的代价是很大的。通过大数据分析技术自动化处理医疗数据，例如，通过自然语言处理技术对医疗文本报告进行分析，能够提取有效的信息。其次，大数据的应用更有利于知识的传播。例如，在面对一个具有多重慢性疾病的临床病例时，即便医疗人员获得了所有的相关数据和证据，整理这些数据并从中获得一个相对可行的治疗方案也是极为复杂的。传统的医疗信息系统无法让这一过程变得更加高效。而在大数据的帮助下，医疗人员或许可以从其他相似病例的医疗数据和治疗方案中找到答案。然后，大数据的应用能够将大量孤立的医疗数据整合起来，形成专家库，以供后续的研究和学习。最后，大数据能够转变传统的医疗模式，患者不再只是被动地接收信息，而是以更加主动的角色参与到整个医疗过程中。

　　总而言之，随着大数据时代的到来，医疗领域面临着大数据带来的机遇和挑战。物联网和云计算等信息技术的飞速发展、医疗信息系统的应用和医疗信息共享，以及合理利用医疗大数据获得的巨大价值，都为医疗大数据的产生与发展创造了条件。

1.2.2　医疗大数据来源与内容

1. 医疗大数据来源

　　医疗大数据是指个人从出生到死亡的全生命周期过程所产生的医疗数据。医疗大数据的第一大来源是医疗机构。经过多年的信息化建设，我国的医院基本都有自己的医疗信息系统，其是医疗大数据的重要来源。医疗大数据的第二大来源是第三方检测机构，如基因测序产生的数据。人的基因组约有 3G 个碱基对，如果考虑到人的基因组的多态性，数据量将是非常庞大的。随着基因测序价格越来越低，越来越多的基因数据将被积累起来，基因技术对健康的影响正变成计算和分析的能力问题。医疗大数据的第三大来源是制药企业。药物研发是一个相当复杂的过程，需要进行大量的临床试验，一般的中小型药企的数据体量是 TB 级的，大型药企的数据体量则是 PB 级的。医疗大数据的第四大来源是各类可穿戴设备。随着移动互联网的飞速发展和可穿戴设备的普及，各种健康设备通过"云+端"的方式收集用户的生命体征信息，如心电数据、血氧浓度、血压、体温、脉搏、运动量等。除此之外，有关健康的网络搜索数据和网络分享数据、各类研究机构的二次加工数据等都是医疗大数据的来源。

2. 医疗大数据的主要内容

　　医疗大数据的主要内容通常包括医疗服务数据、生物医学数据、医疗保险数据、医药研发与管理数据、公共卫生数据、医疗行业数据、经营运行数据、健康管理与监测数据等[4]。例如，医疗服务数据以电子健康档案、医学影像等为主；生物医学数据以个人基因检测，生物样本，蛋白质组学、代谢组学、基因组学等组学数据为主；医疗保险数据以新型农村合作医疗保险、城镇职工基本医疗保险、城镇居民基本医疗保险等为主；医药研发与管理数据以药物临床试验、药物筛查、基本药物集中采购、医疗机构药品与疫苗电子监管等为主；公共卫生数据以疾病监测、突发公共卫生事件监测、传染病报告等为主，详见表1-1。

表1-1　医疗大数据的主要内容

内容	描述	来源
医疗服务数据	电子病历（Electronic Medical Record，EMR）、实验室信息系统（Laboratory Information System，LIS）、影像归档和通信系统（Picture Archiving and Communication System，PACS），心电、病理数据以及产生于医院日常诊疗、科研和运维过程的各种门/急诊信息，住院、用药、手术等记录	医疗机构、第三方医学诊断中心、药企、药店
生物医学数据	个人基因检测，生物样本，蛋白质组学、代谢组学、基因组学等组学数据	第三方检测机构、医疗机构
医疗保险数据	医疗费用、医疗保险	医疗机构、社保中心、商业保险机构
医药研发与管理数据	药物临床试验、药物筛查、基本药物集中采购、医疗机构药品与疫苗电子监管等	药企、医疗机构
公共卫生数据	公共卫生专题调查，专病监测，膳食调查，疾病防控、妇幼保健、职业病防护等过程中产生的公共卫生数据；气象、空气污染等环境监测数据	疾病控制中心
医疗行业数据	医学文献，医药、医疗器械和耗材销售数据，政府、主管部门和行业协会的监管、服务相关数据	政府及相关企业
经营运行数据	成本核算数据，医药、耗材、器械采购与管理数据，第三方支付数据，产品流通数据	医疗机构、第三方支付机构
健康管理与监测数据	移动或物联网连接的可穿戴设备产生的数据，健康医疗设备通过"云+端"方式收集的用户的各种生命体征信息，以及有关健康、疾病或寻医的网络访问与购药行为	体检机构、可穿戴设备

1.2.3　医疗大数据的特征

医疗大数据具有5个基础特征，即规模性、高速性、多样性、价值性、真实性（见图1-3），还具有时效性、不完整性、冗余性、隐私性等4个医疗领域特有的特征[5]。

（1）**时效性**：时效性是指信息仅在一定时间段内对决策具有价值的属性，健康医疗数据的时效性反映在数据的快速产生及数据变更的频率上。患者的就诊和发病过程、疾病传播等在时间上有一个进度，比如心电图的记录，普通的心电图无法检测出阵发性的心脏疾病的信号，必须长期实时监测心脏状态。医学监测的波形信号属于时间函数，具有时效性。

（2）**不完整性**：健康医疗数据存在缺失的情况，这是患者转诊、提前出院等导致整个治疗过程的数据没有被完整记录下来。同时，疾病的复杂性和医疗水平的有限性使得疾病不可能完全通过数据来记录。

（3）**冗余性**：健康医疗数据既有不完整性，也有冗余性。冗余性指的是相同或相似的数据被重复记录，比如对某个疾病的多次检查、有关疾病的基本描述情况、与疾病无关的其他信息等都会被多次记录，且包含大量重复、与医生无关甚至是相互矛盾的就诊记录。

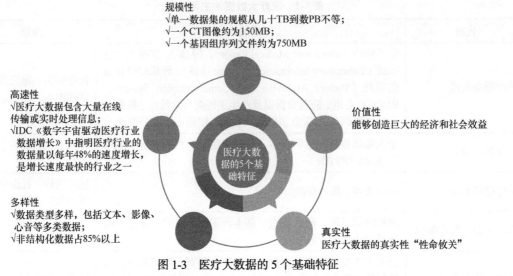

规模性
√单一数据集的规模从几十TB到数PB不等；
√一个CT图像约为150MB；
√一个基因组序列文件约为750MB

高速性
√医疗大数据包含大量在线传输或实时处理信息；
√IDC《数字宇宙驱动医疗行业数据增长》中指明医疗行业的数据量以每年48%的速度增长，是增长速度最快的行业之一

价值性
能够创造巨大的经济和社会效益

多样性
√数据类型多样，包括文本、影像、心音等多类数据；
√非结构化数据占85%以上

真实性
医疗大数据的真实性"性命攸关"

医疗大数据的5个基础特征

图1-3　医疗大数据的 5 个基础特征

（4）**隐私性**：健康医疗数据具有高度的隐私性。电子病历、电子健康档案包含患者的多项信息，这些信息的泄露会对患者的生活造成困扰及危害，特别是一些敏感性疾病、患者的基因测序信息等。尤其是在发展互联网健康体系中，将医疗大数据通过网络与移动健康监测相结合，隐私数据泄露将会带来更加严重的危害。在对健康医疗大数据进行分析时隐私保护至关重要，目前相关研究人员都在讨论如何有效分析健康医疗大数据而不造成患者隐私泄露的问题。

参考文献

[1]　LYNCH C. How do your data grow?[J]. Nature, 2008, 455(7209): 28-29.

[2]　KUM H C, AHALT S, CARSEY T M. Dealing with data: governments records[J]. Science, 2011, 332(6035): 1263.

[3]　Bryant R E, Katz R H, Lazowska E D. Big-Data Computing : Creating revolutionary breakthroughs in commerce,science,and society Motivation: Our Data-Driven World[J]. Computing Community Consortium, 2008,8:1-15.

[4]　李岳峰, 胡建平, 张学高. 中国健康医疗大数据资源目录体系与技术架构研究[J]. 中国卫生信息管理杂志, 2019, 16(03): 249-256.

[5]　郭子菁, 罗玉川, 蔡志平等. 医疗健康大数据隐私保护综述[J]. 计算机科学与探索, 2021, 15(03): 389-402.

2.1　医疗大数据平台简介

2.1.1　大数据平台的作用

面对呈几何级数增长的海量数据，医疗大数据平台（文中多简称"大数据平台"）应运而生[1]，其主要解决下面 5 个问题。

（1）数据获取问题，包括哪些数据需要保存，哪些数据需要清洗和筛选，如何可靠地存储如此庞大的数据。

（2）数据结构问题，医院的病历文本属于半结构化数据，其文本内容可以进行语义信息的处理，而病历结构属于非结构化数据。医学影像在出处和显示方面具有结构，但也需要对其语义信息进行智能化提取。对于这些非结构化数据，仍需进行后续处理。

（3）数据集成问题，不同来源数据之间需要进行语义关联，才能充分发挥数据的作用。系统的开发厂商不同，数据的格式、标准以及规范都不同，需要对数据进行系统化集成。

（4）数据建模问题，数据的分析、组织、抽取以及更复杂的处理操作是以高效的数据提取与修改为前提的，优化数据的存储形式以提高数据的访问速度，需要对存储数据进行建模。

（5）数据可视化问题，数据可视化是指分析和提取的数据以简洁的形式展现在用户面前，这也是大数据平台研究的关键问题。

2.1.2　大数据平台处理数据的步骤

针对上述问题，大数据平台一般采用 5 个步骤对数据进行处理[2]：数据的收集、数据的传输、数据的存储、数据的处理和分析以及数据的检索和挖掘。

（1）数据的收集。第一种方式是抓取或者爬取，抓取各个厂商的 LIS、医院信息系统（Hospital Information System，HIS）等中的信息，下载到大数据平台的数据中心。第二种方式是推送，例如随身携带的健康手环、动态心电图等仪器记录的信息，实时上传至数据中心。

（2）数据的传输。从各个厂商同时向数据中心传输数据，由于数据量庞大，并且需要对数据进行初步处理才能存储在数据中心存储服务器上，所以需要通过队列的方式进行批量处理，业务服务器会以队列的方式访问存储服务器来分批次地存储数据。

（3）数据的存储。医疗数据是宝贵的数据资源，在存储过程中需要确保数据安全、不丢失和高容错性。所以在存储时通过备份保证数据的真实性、完整性和可用性。

（4）数据的处理和分析。从各个厂商采集的原始数据大多是杂乱无章的，有很多"脏数据"，因而需要清洗和过滤，以得到一些高质量的数据。对于高质量的数据，就可以进行分析，从而对数据进行分类，或者发现数据之间的相互关系，得到宝贵的医疗信息。

（5）数据的检索和挖掘。提取数据往往要关联多张数据库表，如提取某个患者的就医信息需要检索门诊信息、生化检查信息、住院信息等，进而对这些信息进行数据挖掘，所以需要建立主键索引以便于数据的检索。

2.1.3　大数据平台产品

1. Hadoop

Hadoop 是一个由 Apache 软件基金会开发的分布式系统基础架构。用户可以在不了解分布式底层细节的情况下开发分布式程序，并充分利用集群的威力进行高速运算和存储。Hadoop 实现了一个分布式文件系统（Distributed File System，DFS），其中一个组件是 Hadoop 分布式文件系统（Hadoop Distributed File System，HDFS）。HDFS 有高容错性的特点，并且设计用来部署在低廉的硬件上；而且它具有高吞吐量，可以用于访问应用程序的大量数据，适合那些有着超大数据集的应用程序。HDFS 放宽了可移植操作系统接口（Portable Operating System Interface，POSIX）的要求，可以以流的形式访问文件系统中的数据。Hadoop 架构核心的设计就是 HDFS 和 MapReduce。HDFS 为海量的数据提供了存储，而 MapReduce 则为海量的数据提供了计算。

2. MapReduce

MapReduce 最早是由谷歌公司研究并提出的一个面向大规模数据处理的计算模型、框架和平台。MapReduce 是一个基于集群的高性能并行计算平台。它允许用市场上普通的商用服务器构建一个包含数十、数百甚至数千个节点的分布和并行计算集群。MapReduce 是一个庞大但设计精良的并行计算软件框架。它能自动完成计算任务的并行化处理，自动划分计算数据和计算任务，在集群节点上自动分配和执行任务以及收集计算结果，将数据分布式存储、数据通信、容错处理等并行计算涉及的很多系统底层的复杂细节交由系统处理，可大大减少软件开发人员的负担。MapReduce 是一个并行程序设计模型与方法（Programming Model and Methodology）。它借助函数式程序设计语言 LISP 的设计思想，提供了一种简便的并行程序设计方法，用 Map 和 Reduce 两个函数编程实现基本的并行计算任务，提供了抽象的操作和并行编程接口，以简单、方便地完成大规模数据的编程和计算处理。

3. SAS

统计分析系统（Statistical Analysis System，SAS）[3]是 1966 年由美国北卡罗来纳州立大学开发的模块化、集成化的大数据统计分析软件。SAS 基本上可以分为四大部分：SAS 数据库、SAS 分析核心、SAS 开发呈现工具、SAS 对分布式处理模式的支持及其数据仓库设计。SAS 主要完成以数据为中心的四大任务：数据访问、数据管理（SAS 的数据管理功能并不出色，但其数据分析功能强大，所以常用微软公司的产品管理数据，再导成 SAS 数据格式。要注意与其他软件的配套使用）、数据呈现、数据分析。其中 Base SAS 模块是 SAS 的核心，其他各模块均在

Base SAS 提供的环境中运行。用户可选择需要的模块与 Base SAS 一起构成一个用户化的 SAS。

4．Greenplum

Greenplum 公司成立于 2003 年，2006 年其推出了首款产品——Greenplum 系统，为全球大型企业用户提供新型企业级数据仓库（Enterprise Data Warehouse，EDW）、企业级数据云（Enterprise Data Cloud，EDC）和商务智能（Business Intelligence，BI）解决方案。Greenplum 系统的架构采用了大规模并行处理（Massively Parallel Processing，MPP）。在 MPP 系统中，每个对称多处理（Symmetrical Multi-Processing，SMP）节点也可以运行自己的操作系统、数据库等。换言之，每个节点内的中央处理器（Central Processing Unit，CPU）不能访问另一个节点的内存。节点之间的信息交互是通过节点互联网络实现的，这个过程称为数据重分配（Data Redistribution）。

5．Teradata

Teradata 是比较受欢迎的数据库管理系统，定位是大数据仓库系统（定位比较高），主要应用于数据存储和数据处理，其处理速度比 Hive 的要快 10 倍左右。Teradata 系统基于 MPP 框架，MPP 在整个系统上进行负载均衡的分配。Teradata 系统在其进程之间分割任务，并行运行它们以确保任务的快速完成。Teradata 优化程序是市场上成熟的优化程序之一，它从一开始就被设计为并行的，并且针对每个版本进行了优化。Teradata 系统的架构称为共享无架构。Teradata 节点的访问模块处理器（Access Module Processor，AMP）和与 AMP 相关联的磁盘独立工作，它们不会与其他节点共享资源。

2.2　医疗大数据平台架构

2.2.1　基本架构

医疗大数据平台架构根据数据的流向划分为 6 层[4]（其与传统的数据仓库很类似，数据类的系统在概念上是相通的），分别为数据采集层、数据处理层、数据分析层、数据访问层、数据应用层以及数据管理层（见图 2-1）。同时，医疗大数据平台架构与传统的数据仓库有一个不同点，就是同一层次，为了满足不同的场景需求，会采用更多的技术组件，体现"百花齐放"的特点，这是一个难点。

（1）**数据采集层**：既包括传统的离线采集，也包括实时采集、互联网采集、第三方数据采集等。

（2）**数据处理层**：根据数据处理场景要求不同，所用的工具主要有 Hadoop、MPP、YARN、MapReduce 等。

（3）**数据分析层**：主要涉及统计分析、数据挖掘、机器学习、深度学习等。

（4）**数据访问层**：主要实现读写分离，将偏向应用的查询等能力与计算能力剥离，包括常规查询、实时查询、多维查询等应用场景。

（5）**数据应用层**：根据异构数据的不同特点划分不同类别的应用，如辅助诊断、药物研发、精准医疗、决策系统等。

（6）**数据管理层**：主要实现开发管理、数据管理和运维管理，它跨多层，实现统一管理。

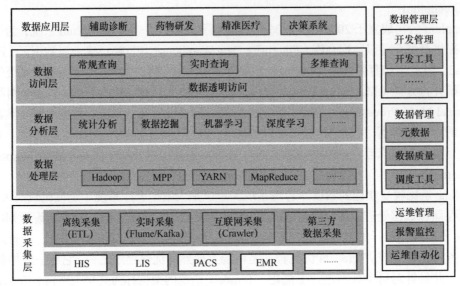

图 2-1   医疗大数据平台基本架构示意

2.2.2   数据采集层

Hadoop 是当前离线采集的主流引擎之一，基于 Hadoop 平台，需要部署数据采集应用或工具。实时采集现在也成了大数据平台的标配，主流就是 Flume+Kafka，然后结合"流处理+内存数据库"。除了用 Flume，针对 Oracle 数据库的表，为了实现实时采集，也可以采用 OGG/DSG 等技术实现实时的日志采集，解决传统数据仓库抽取全量表的负荷问题。企业级爬虫中心的建设难度较大，因为不仅需要爬虫，还需要建立网址和应用知识库，且需要基于网页文本进行中文分词、倒排序及文本挖掘等，完成这一系列操作的难度很大。不过，当前已经有不少可以直接使用的开源组件了，如 Solr、Lucent、Nutch、Elastic-search 等。

从客户的角度讲，建设大数据采集平台至少要达到以下 3 个要求。第一，具备多样化数据采集能力：支持对表、文件、消息等多种数据的实时增量数据采集（使用 Flume、消息队列、OGG 等技术）和批量数据分布式采集（使用 Sqoop、FTP over HDFS）等，比基于传统 ETL 的性能有量级上的提升，这是根本要求。第二，具备可视化快速配置能力：提供图形化的开发和维护界面，支持图形化拖曳式开发、免代码编写，降低采集难度，每配置一个数据接口耗时很短，以降低人工成本。第三，具备统一调度管控能力：实现采集任务的统一调度，可支持 Hadoop 的多种技术组件（如 MapReduce、Spark、Hive）、关系数据库存储过程、Shell 脚本等，支持多种调度策略（时间/接口通知/手动）。

2.2.3   数据处理层

数据处理层涉及的工具根据场景和需求的不同有所不同，但主要包括 Hadoop、MPP、YARN

和 MapReduce 等。

第一代 Hadoop 生态系统，其资源管理（如数据处理）是用整体单一的调度器实现的，代表工具就是 YARN。当前的调度器朝着分层调度的方向演进（Mesos 是这个方向的代表产品），这种分层的调度方式可以管理不同类型的计算工作负载，从而可获取更高的资源利用率和调度效率。YARN 新一代的 MapReduce 计算框架简称 MRv2，它是在第一代 MapReduce 的基础上演变而来的（MRv2 的设计初衷是解决第一代 Hadoop 系统扩展性差、不支持多计算框架等问题）。

2.2.4 数据分析层

数据分析层涉及统计分析、数据挖掘、机器学习、深度学习等。就工具来说，R 语言和 Python 都是当前数据挖掘开源领域常用的，可以嵌入大数据平台的数据分析层中对大数据进行分析。对于分布式大数据挖掘环境，可以结合使用 Spark 和 Scala 组件，这对很多原生的特性都能够快速支持。传统的数据挖掘工具 SPSS 也更新出 IBM SPSS Analytic Server，加强了对大数据 Hadoop 平台的支撑。

2.2.5 数据访问层

数据访问层主要实现读写分离，将偏向应用的查询等能力与计算能力剥离，包括常规查询、实时查询、多维查询等应用场景。针对医疗大数据多源、异构、海量等特征，传统的计算模型难以直接处理。数据访问层需要满足主流大数据处理框架的各种计算模型与方法实现需求，如基于云计算并行框架实现基于 Hadoop 批处理、Storm 流处理、Spark 内存处理的高效数据挖掘与机器学习。数据访问层采用基于统一数据处理单元和计算模式、模型微服务化的大数据分析框架，通过构建多种微服务集群网络，为数据应用层提供支持 MapReduce、Storm、Spark 等多种访问模式下的多种数据挖掘模型与方法（如分类、聚类等），根据大数据分析需求和数据特征，可基于组件配置和服务治理技术进行各类服务的快速切换和灵活管理。

2.2.6 数据应用层

数据应用层首先要满足各类分析需求，包括辅助诊断、药物研发、精准医疗、决策系统等方面的需求，分析结果能结合知识库用于决策支持。另外，大数据系统本身在管理方面，针对构件化和微服务设计，需要对相关中间件进行设计，实现服务治理、组件配置、安全、接口等功能，以支撑各类微服务的敏捷管理。

2.2.7 数据管理层

从应用管理的角度看，例如建立可视化管理平台，可以通过该平台实现从数据设计、开发到数据销毁的全生命周期管理，并把标准、质量规则和安全策略固化在平台上，实现从事前管理、事中控制以及事后稽核、审计的全方位质量管理和安全管理。其他诸如调度工具管理、元数据管理、数据质量管理当然不在话下，因为管住了开发的源头，数据管理的复杂度会大幅降低。从系统管理的角度看，大数据平台将被纳入统一的云管理平台进行管理，云管理平台包括支持一键部署和增量部署的运维自动化工具、面向多租户的计算资源管控体系和完善的用户权限管理体系，提供企业级的大数据平台运维管理能力支撑。

2.2.8   开源框架

针对大数据平台的特点，大数据的收集、传输、存储、处理、分析和检索促成了许多开源框架的问世，这些开源框架根据功能可以分为文件存储、离线计算、流式和实时计算、NoSQL数据库、资源管理、日志收集、消息系统、查询分析、分布式协调服务、集群管理与监控、数据挖掘与机器学习、数据同步、任务调度等[5]，如表 2-1 所示。后续章节会对这些框架进行详细分析。

表 2-1   大数据平台框架

功能	框架
文件存储	HDFS、Tachyon、KFS
离线计算	MapReduce、Spark
流式和实时计算	Storm、Spark Streaming、S4、Heron
NoSQL 数据库	HBase、Redis、MongoDB
资源管理	YARN、Mesos
日志收集	Flume、Scribe、Logstash、Kibana
消息系统	Kafka、StormMQ、ZeroMQ、RabbitMQ
查询分析	Hive、Impala、Pig、Presto、Spark SQL、Kylin、Flink
分布式协调服务	ZooKeeper
集群管理与监控	Ambari、Ganglia、Nagios、Cloudera Manager
数据挖掘与机器学习	Mahout、MLlib
数据同步	Sqoop
任务调度	Oozie

2.3   医疗大数据平台的存储技术

2.3.1   HDFS

大数据平台的存储核心是 HDFS[6]，它是 Hadoop 的核心组件，为 Hadoop 提供综合性的高度容错的文件系统，并提供多类文件系统的接口。HDFS 基于流式访问数据、存储和处理超大文件，并可以运行于商用的硬件服务器上。

1. 文件系统特点

HDFS 作为一个分布式文件系统，其主要具有如下特点。

（1）存储容量大：运行在 HDFS 的应用程序有较高的数据处理要求，可以存储从 GB 级到 TB 级的超大文件。

（2）支持流式数据访问：HDFS 放宽了 POSIX 的要求，可以以流的形式访问文件系统中的数据。

（3）支持多硬件平台：Hadoop 可以运行在廉价、异构的商用硬件集群上，并且 HDFS 在设计时充分考虑了数据的可靠性、安全性及高可用性，以应对高发的节点故障问题。

（4）数据一致性高：应用程序采用"一次写入，多次读取"的数据访问策略，支持追加，不支持多次修改，降低了造成数据不一致性的可能性。

（5）有效预防硬件异常：通常硬件异常比软件异常更加常见，对具有数百台服务器的数据中心而言，硬件异常是常态，HDFS 的设计具有预防硬件异常并具有自动恢复数据的能力。

（6）支持移动计算：计算与存储采取就近的原则，从而降低网络负载，减少网络拥塞。

HDFS 在处理一些特定问题上存在一定的局限性，并不适用于所有的情况，主要表现在以下 3 个方面。

（1）不适合低延时的数据访问：因为 HDFS 是为了处理大型数据集的任务，主要针对高数据吞吐设计的，会产生高时间延迟代价。

（2）无法高效地存储大量小文件：为了快速响应文件请求，元数据存储在主节点的内存中，文件系统所能存储的文件总数受限于节点的内存容量。小文件数量过多，容易造成内存不足，导致系统错误。

（3）不支持多用户写入以及任意修改文件：在 HDFS 中，一个文件同时只能被一个用户写入，而且写入操作总是将数据添加在文件末尾，不支持多个用户对同一文件的写操作，也不支持在文件的任意位置进行修改。

2. HDFS 的体系结构

HDFS 的存储策略是把大数据文件分块并存储在不同的计算机节点（Node），通过 NameNode 管理文件分块存储信息（即文件的元数据信息）[7]。图 2-2 给出了 HDFS 的体系结构。HDFS 采用经典的主从架构，一个 HDFS 集群通常包含一个 NameNode 和若干个 DataNode。一个文件被分成一个或者多个数据块，并存储在一组 DataNode 上，DataNode 可分布在不同的机架上，在 NameNode 的统一调度下，DataNode 负责处理文件系统客户端的读写请求，完成数据块的创建、删除和复制。

3. HDFS 集群

HDFS 采用主从架构存储数据，NameNode 负责集群任务调度，DataNode 负责执行任务和存储数据块。NameNode 管理文件系统的命名空间，维护整个文件系统的文件目录树以及这些文件的索引目录。这些信息以两种形式存储在本地文件系统中，一种是命名空间镜像，另一种是编辑日志。

HDFS 将文件以数据块的形式存储在磁盘中，数据块是磁盘进行数据读写操作的最小单元，文件系统每次都能操作磁盘数据块大小整数倍的数据。HDFS 中的数据块的大小影响寻址的开销：数据块越小，寻址开销越大。传输一个由多个数据块组成的文件的时间取决于磁盘传输速率，用户必须在数据块大小设置上做出优化选择。

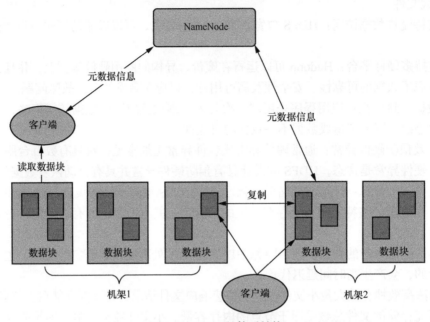

图 2-2   HDFS 的体系结构

HDFS 作为一个分布式文件系统，使用了抽象的数据块，利用集群扩展能力可以存储大于网络中任意一个磁盘容量的任意大小文件。使用抽象块而非整个文件作为存储单元，可以简化存储子系统，固定的块大小可方便元数据和文件数据块内容的分开存储；同时，便于数据备份和降低数据容错率，提高系统可用性。HDFS 会备份文件副本，将副本分别存储在集群的不同节点上，当一块硬盘损坏时，系统会通过 NameNode 获取元数据信息，在其他机器上读取一个副本并自动进行备份，以保证副本的数量维持在正常水平。

大规模 Hadoop 集群节点分布在不同的机架上，同一个机架上的节点往往通过同一个网络交换机连接，在网络带宽方面比跨机架通信有较大优势。但若某一文件数据块同时存储在同一机架上，可能因电力或网络故障导致文件不可用。HDFS 采用机架感知技术来改进数据的可靠性、可用性和网络带宽的利用率。通过机架感知技术，NameNode 可确定每个 DataNode 所属的机架 ID，HDFS 会把副本放在不同的机架上。HDFS 的机架感知策略的优势是防止由于某个机架失效导致数据丢失，并允许读取数据时充分利用多个机架的带宽。HDFS 会尽量让读取任务去读取离客户端近的副本数据以减少整体带宽消耗，从而降低整体的带宽延时。

2.3.2   NoSQL 数据库

NoSQL（Not Only SQL）意指"不仅仅是 SQL"。NoSQL 的拥护者提倡运用非关系的数据存储作为大数据存储的重要补充。NoSQL 数据库适用于数据模型比较简单、系统需要较强的灵活性、对数据库性能要求较高且不需要高度的数据一致性等场景。NoSQL 数据库有如下四大类[8]。

（1）键值数据库：常见的有 Tokyo Cabient、Tyrant、Berkeley DB、MecacheDB、Redis 等。

（2）列存储数据库：如 HBase、Cassandra、Riak 等。

（3）文档数据库：常见的有 MongoDB、CouchDB 等。

（4）图数据库：如 Neo4j、InfoGrid、Infinite Graph 等。

1. 键值数据库 Redis

与其他键值缓存产品相比，Redis 主要有以下 3 个特点：首先，Redis 支持数据的持久化，可以将内存中的数据保存在磁盘中，重启时可以再次加载并使用；其次，Redis 不仅支持简单的键值类型的数据，还提供 List、Set、Zset、Hash 等数据结构的存储；最后，Redis 支持数据的备份，即主从模式的数据备份，可以将数据从主服务器复制到任意数量的从服务器。

Redis 运行在内存中并可以持久化到磁盘，所以在对不同数据集进行高速读写时需要权衡内存，因为数据量不能大于硬件内存容量。与在磁盘上操作复杂的数据结构相比，在内存中操作更加简单。

2. 列存储数据库 HBase

HBase 是一个分布式的、面向列的开源数据库[9]。它主要用来存储非结构化和半结构化的松散数据，是基于列而非行进行数据存储的。HBase 建立在 HDFS 之上，仅能通过行健（Row Key）和行健的范围来进行数据检索，仅支持单行事务。在一个 HBase 集群中一般存在 Client、HMaster、HRegionServer、ZooKeeper 这 4 种角色。

（1）Client：Client 包含访问 HBase 的接口，并维护缓存来加快对 HBase 的访问，比如 Region 的位置信息。

（2）HMaster：HMaster 在功能上主要负责 Table 和 Region 的管理工作，包括管理用户对 Table 的增、删、改、查操作，管理 HRegionServer 的负载均衡，调整 Region 分布，在 Region 切分后负责新 Region 的分配。

（3）HRegionServer：HRegionServer 主要负责响应用户的输入输出（Input/Output，I/O）请求，以及向 HDFS 中读写数据，是 HBase 中的核心模块。HRegionServer 内部管理了一系列 HRegion，每个 HRegion 对应 Table 中的一个 Region，HRegion 由多个 HStore 组成。每个 HStore 对应 Table 中的一个 Column Family 的存储，每个 Column Family 就是一个集中的存储单元。因此将具备共同 I/O 特性的 Column 放在一个 Column Family 中，会提高存储效率。

（4）ZooKeeper：ZooKeeper Quorum 中除存储 HBase 内置表 ROOT 的地址和 HMaster 的地址外，HRegionServer 也会把自己的相关信息注册到 ZooKeeper 中，使得 HMaster 可以随时感知到各个 HRegionServer 的健康状态。此外，ZooKeeper 也避免了 HMaster 的单点问题。

HBase 的数据表中的所有行都按照行键的字典序排列。在存储时，Table 在行的方向上分割为多个 HRegion。HRegion 是按大小分割的，每个表一开始只有一个 Region，随着数据不断插入表，Region 不断增大，当增大到一个阈值的时候，HRegion 就会分为两个新的 HRegion。当

Table 中的行不断增多时，就会有越来越多的 HRegion。HRegion 是 HBase 中分布式存储和负载均衡的最小单元，不同 HRegion 可分布在不同的 HRegionServer 上，但一个 HRegion 是不会拆分到多个 HRegionServer 上的。一个 HRegion 由一个或者多个 Store 组成，每个 Store 保存一个 Column Family。每个 Store 又由一个 MemStore 和零到多个 StoreFile 组成，每个 HRegionServer 维护一个 HLog，HLog 记录数据的所有变更，一旦数据被修改，就可以从 HLog 中进行恢复。

3. 文档数据库 MongoDB

MongoDB 是一个基于分布式文件存储的数据库，由 C++ 语言编写，旨在为 Web 应用提供可扩展的高性能数据存储解决方案[10]。MongoDB 是一个介于关系数据库和非关系数据库之间的产品。MongoDB 查询语言功能非常强大，可以实现类似关系数据库单表查询的绝大部分功能，同时支持数据索引。

MongoDB 支持动态查询，支持丰富的查询表达式，支持完全索引，可以在任意属性上建立索引，包含内部对象。MongoDB 还提供创建基于地理空间索引的能力。MongoDB 的查询优化器会分析表达式，并生成一个高效的查询计划，并且包含一个监视工具，用于分析数据库操作的性能。

MongoDB 采用高效的传统存储方式，文件存储格式为 BSON（JSON 的一种扩展）。BSON 是二进制格式的 JSON 的简称，BSON 支持文档和数组的嵌套，支持二进制数据及大型对象。同时，MongoDB 采用自动分片功能，自动处理碎片，以支持云计算层次的扩展，可动态添加额外的计算机。MongoDB 对数据进行分片，可以使集群存储更多的数据，实现更大的负载，也能保证存储的负载均衡。

4. 图数据库 Neo4j

知识图谱是结构化的语义知识库，用于以符号形式描述物理世界中的概念及其相互关系，其基本组成单位是"实体-关系-实体"三元组或"实体-属性-值"三元组，实体之间通过关系相互连接，构成网状的知识结构。在知识图谱的数据层，知识以事实为单位存储在图数据库。如果以"实体-关系-实体"或者"实体-属性-值"三元组作为事实的基本表达方式，则存储在图数据库中的所有数据将构成庞大的实体关系网络，形成知识图谱。

Neo4j[11] 是一个将结构化数据存储在图（网格）而不是表中的 NoSQL 图数据库，它可以被看作一个嵌入式的、基于磁盘的、具备完全事务特性的高性能 Java 持久化图引擎，该引擎具有成熟数据库的所有特性。Neo4j 重点解决了拥有大量连接的传统关系数据库管理系统（Relational Database Management System，RDBMS）在查询时出现的性能衰退问题。围绕图进行数据建模后，Neo4j 会以相同的速度遍历节点与边，其遍历速度与构成图的数据规模没有关系。此外，Neo4j 还提供了图算法、推荐系统和联机分析处理（Online Analytical Processing，OLAP）风格的分析。

遍历是图数据库检索的一个基本操作，也是图模型中特有的操作。遍历的重要概念是其本身的局域化，遍历查询数据时仅适用必需的数据，而不是像关系数据库中使用 JOIN 操作那样对所有的数据集实施代价很大的分组操作。Neo4j 在开始添加数据之前，不需要定义表和关系，一个节点可以具有任何属性，任何节点都可以与其他任何节点建立关系。Neo4j 中的数据模型隐含在它存储的数据中，而不是明确地将数据模型定义为数据库本身的一个部分，它是对存入数据的一个描述，而不是数据库限制将要存储的内容的一系列方法。

2.4 医疗大数据平台计算模式

根据不同的数据特征和计算特征，大数据计算主要分为 5 种计算模式：大数据批处理计算、大数据查询分析计算、大数据流计算、大数据迭代计算和大数据图计算。针对大规模数据通常采用大数据批处理计算，典型的有 MapReduce、Spark 等。针对超大规模数据的存储管理和查询分析，且需要能够实时响应，通常采用大数据查询分析计算，典型系统有 HBase、Hive、Cassandra、Impala、Shark、Hana 等。大数据流计算可以实时处理来自不同数据源的、连续到达的流数据，经过实时分析、处理，给出有价值的分析结果，典型系统有 Storm、Spark Streaming、Flume、Scribe 等。机器学习过程中需要处理全量数据并进行大量的迭代计算，通常采用大数据迭代计算，典型系统有 HaLoop、iMapReduce、Twister、Spark 等。大数据图计算用于解决大规模图数据的处理，典型系统有 Pregel、Giraph、Trinity、PowerGraph、GraphX 等。

2.4.1 大数据批处理计算

大数据批处理计算在大数据领域有着悠久的历史。大数据批处理计算主要操作大容量静态数据集，并在计算过程完成后返回结果。大数据批处理计算模式中使用的数据集通常符合有界、持久和大量的特征。"有界"是指批处理数据集代表数据的有限集合；"持久"是指数据通常始终存储在某种类型的持久存储位置中；"大量"是指批处理操作通常是处理海量数据集的方法。

大数据批处理计算非常适合需要访问全套记录才能完成的计算工作。需要处理大量数据的任务通常也适合通过批处理操作进行处理。大数据批处理计算以静态数据为对象，可以在相对充裕的时间内对海量数据进行批处理，计算得到有价值的信息。

1. MapReduce

MapReduce 是最适合完成大数据批处理的计算模式[12]。MapReduce 以函数方式提供了 Map 和 Reduce 来进行分布式的批处理计算。MapReduce 很好地体现了"分而治之"的策略，Map 相对独立且并行运行，对存储系统中的文件按行处理，并产生键值对；Reduce 以 Map 的输出作为输入，将相同的键汇聚到同一个 Reduce，通过处理得出最终结果。简单来说，我们可以将其理解为：将原始杂乱无章的数据按照某种特征归纳起来，然后通过特征提取并处理得出有规律的结果。

2. Spark

磁盘由于其物理特性的限制，导致速度的提升非常困难，远远比不上内存和 CPU 的发展速度。往往内存速度是磁盘的上百倍。MapReduce 基于磁盘的存储方式且启动方式过于缓慢导致其只能处理大规模离线数据。作为大数据计算平台的后起之秀，Spark 的出现打破了 MapReduce 大数据计算一家独大的局面。Spark 立足于内存计算，从多迭代批处理出发，同时可以完成流处理和图计算，是一个全能的计算框架，从批处理角度来说执行速度快是 Spark 的一大优势[13]。

为了实现内存中的大数据批处理计算，Spark 使用了弹性分布式数据集（Resilient Distributed Dataset，RDD）模型来处理数据。这是一种数据集，具有永恒不变的结构。针对 RDD 执行的操作可生成新的 RDD。每个 RDD 可通过世系回溯至父级 RDD，并最终回溯至磁盘上的数据。Spark 可通过 RDD 在无须将每个操作的结果写回磁盘的前提下实现容错。此外，Spark 使用了先进的有向无环图（Directed Acyclic Graph，DAG）执行引擎，基于内存的执行速度比 MapReduce 快上百倍，基于磁盘的执行速度也比 MapReduce 快 10 倍。

2.4.2　大数据查询分析计算

大数据查询分析计算是针对大规模数据，采用分布式数据存储管理和并行化计算方法提供实时或准实时的数据查询分析能力，从而满足企业经营管理的需求。为了支持大规模数据的查询分析，我们可以利用抽象思维在 HDFS 上构建一个多维数据模型，可以将这种模型看作数据立方体的形式，也可以以多维数据进行建模和观察。我们知道，分布式思想是处理大规模数据的重要思想之一，对于多维数据模型，我们可以将它划分为多维数据模型的集合，即将其拆分成很多更小的模块，然后对这些子立方体求和以得到整体的数据。

1. Hive

Hive 是建立在 Hadoop 上的开源数据仓库基础架构上的用于支持大数据查询分析计算的组件，用于存储和处理海量结构化数据[14]。作为一种可以查询和分析存储在 Hadoop 中的大规模数据的机制，Hive 提供一系列工具来进行数据提取、转换、加载，定义了简单的类 SQL（HQL），允许熟悉 SQL 的用户方便地使用 Hive 查询数据。Hive 可以将结构化的数据文件映射为一张数据表，并通过 HQL 语句快速实现简单的 MapReduce 统计，最终生成一系列基于 Hadoop 的 Map/Reduce 任务，通过执行这些任务完成数据处理。

2. Spark SQL

Spark SQL[15]采用了内存列存储技术，其在空间占用量和读取吞吐率上都占有很大优势。Spark SQL 的读取速度比 Hive 的要快 10～100 倍。Spark SQL 允许开发人员直接处理 RDD，也可以查询 Hive、HBase 等外部数据源。Spark SQL 的一个重要特点是其能够统一处理关系表和 RDD，使开发人员不需要自己编写 Spark 应用程序，开发人员可以轻松地使用 SQL 语句进行查询，并进行更复杂的数据分析。

3. Impala

Impala[16]由 Cloudera 公司推出，其提供对 HDFS、HBase 数据的高性能、低延迟的交互式 SQL 查询功能。Impala 不再使用缓慢的 Hive+MapReduce 批处理，而是通过使用与商用并行关系数据库中类似的分布式查询引擎（由 Query Planner、Query Coordinator 和 Query Exec Engine 这 3 个部分组成），直接从 HDFS 或 HBase 中用 SELECT、JOIN 和统计函数查询数据进行大数据的查询分析，从而大大降低延迟。

2.4.3　大数据流计算

流计算[17]即针对流数据的实时计算。传统的 MapReduce 计算框架采用离线批处理的计算方式，主要针对静态数据的批量计算，并不适用于动态的流数据的处理。大数据流计算是一种高实时性的计算模式。例如，随着"5G 时代"的来临，更快的网络传输速度使远程医疗、远程手术技术成为可能，我们需要一种实时的传感检测系统将医疗数据源源不断地传输到系统的医生端，该系统会对回传的数据进行实时分析。

对于大数据流计算系统，其具有以下性能：数据处理实时性强、速度快，延迟尽量控制在毫秒级别或以下；能够处理大数据，支持 PB 级的数据处理；支持分布式架构，使数据能够平滑扩展；处理的数据结果准确性高、可靠性强。

1. Storm

Storm[18]是 Twitter 公司开源的一个分布式流处理框架。Storm 的开发者认为，Storm 对于实时计算的意义类似于 Hadoop 对于批处理的意义。Storm 可以简单、高效地处理流数据，并且支持多种编程语言。在 Storm 对数据流 Streams 的抽象描述中，流数据是由无限的 Tuple 序列（ Tuple 即元组，以键值对的形式存储）组成的，Tuple 是 Storm 中一次消息传递的基本单元。由于这一性质，Storm 的延迟非常低，可以达到毫秒级别。

2. Spark Streaming

Spark Streaming 是构建在 Spark 上的实时计算框架，它很好地扩展了 Spark 处理大规模流式数据的能力。Spark Streaming 可接收多种数据源，如 Kafka、Flume、HDFS，甚至不同的套接字。Spark Streaming 的原理实际上是将实时输入的流式数据分解成一系列更小的批处理作业。与 Storm 相比，Spark Streaming 无法实现毫秒级别的流计算，因此 Spark Streaming 难以满足实时性要求非常高的场景。但是由于 Spark Streaming 构建在 Spark 上，因此其具有延迟低、容错性强的优点。

2.4.4 大数据迭代计算

迭代计算[19]是用计算机处理问题的一种基本方法。它利用计算机运行速度快、适合做重复操作的特点，让计算机对一组指令（或一定步骤）进行重复执行，在每次执行这组指令时，都可以从变量的原值推算出它的新值。

1. Mahout

Mahout 是 Apache 软件基金会旗下的一个开源项目，提供一些可扩展的机器学习领域经典算法的实现，可以帮助开发人员更加便捷地创建智能应用程序。Mahout 包含许多实现，包括聚类、分类、推荐过滤、频繁子项挖掘等，其中大量使用了迭代的方法和思想。

2. MLlib

MLlib 是 Spark 中提供机器学习函数的库，它提供了常用机器学习算法的实现，包括聚类、分类、回归、协同过滤等。在机器学习的参数学习过程中，参数的不断传递需要用到大数据迭代计算。MLlib 中包含许多机器学习算法，可以在 Spark 支持的所有编程语言中使用。MLlib 的设计理念非常简单，即把数据以 RDD 的形式表示，然后在分布式数据集上调用各种算法。MLlib 引入了一些数据类型（如点和向量），不过归根结底，MLlib 就是 RDD 上一系列可供调用的函数的集合。

2.4.5　大数据图计算

在大数据时代，许多大数据都是以大规模图或网络的形式呈现的。此外，许多非图结构的大数据，也常常会被转换为图模型后再进行分析和处理。图的规模越来越大，有的甚至有数十亿个顶点和上万亿条边，如何高效地处理图数据是大数据计算模型面临的挑战之一，单一的计算难以处理大规模的图数据，需要一个分布式的计算环境来处理大量的数据和复杂的数据关系。

大规模的图数据需要使用分布式的存储方式，但是由于图结构具有很强的数据关系，因此对分布式存储而言，如何对图进行划分是一个重要的问题。图划分可以使用两种方法："边切分"和"点切分"。基于图划分的方法，在分布式环境下大规模的图数据被存储在不同的节点上，同时每个节点对本地子图进行并行化处理，从而实现对大规模图数据的高效处理。针对大型图的计算[20]，目前通用的图处理软件主要包括两种：第一种是基于遍历算法的、实时的图数据库，如 Neo4j、DEX 等；第二种则是以图顶点为中心的、基于消息传递批处理的并行引擎，如 Pregel、GraphX 等。

2.5　医疗大数据平台其他组件

2.5.1　分布式资源管理器 YARN

计算模型层出不穷，这么多计算模型如何协同工作、如何做好资源管理至关重要。YARN 在 MapReduce 基础上应运而生，它的出现主要是为了解决原始 Hadoop 扩展性较差、不支持多种计算模型的问题。在 YARN 中，支持 CPU 和内存两种资源管理，资源管理由 ResourceManager（RM）、ApplicationMaster（AM）和 NodeManager（NM）共同完成。其中，RM 负责对各个 NM 上的资源进行统一管理和调度；而 NM 则负责资源的供给和隔离。当用户提交一个应用程序时，会创建一个用以跟踪和管理这个应用程序的 AM，它负责向 RM 申请资源，并要求 NM 启动指定资源的任务。这就是 YARN 的基本运行机制。YARN 作为一个通用的分布式资源管理器，可以管理多种计算模型，如 Spark、Storm、MapReduce、Flink 等都可以放到 YARN 下进行统一管理[21]。

2.5.2　分布式协调服务 ZooKeeper

ZooKeeper[22]是一个开放源码的分布式应用程序协调服务，是谷歌公司的 Chubby 的一个开源的实现，是 Hadoop 和 HBase 的重要组件。ZooKeeper 是一个为分布式应用程序提供一致性服务的软件，提供的功能包括配置维护、域名服务、分布式同步、组服务等。ZooKeeper 最早起源于雅虎研究院，因为其内部很多系统都有分布式单点问题，所以需要依赖一个类似的系统来进行分布式协调。他们内部的项目名称都是动物的名字，因而管理这些"动物"的系统自然而然就被命名为"动物园管理员"（Zoo Keeper）。后来 ZooKeeper 成为 Hadoop、HBase 和其他分布式框架使用的服务标准。ZooKeeper 的设计目标是成为一个分布式数据一致性解决方案，将那些复杂且容易出错的分布式一致性服务封装起来，构造一个可靠的原语集，并提供一些简单的接口给用户（即分布式应用程序）使用。

2.5.3 分布式消息队列 Kafka

Kafka[23]最初由 Linkedin 公司开发，是一个分布式的、分区的、多副本的、多订阅者的、基于 ZooKeeper 协调的分布式日志系统（也可以当作消息队列系统），可以用于 Web/Nginx 日志、访问日志、消息服务等。Kafka 具有以时间复杂度为 $O(1)$ 的方式提供消息持久化的能力，即使对 TB 级以上的数据也能保证常数时间的访问性能；支持高吞吐量，即使在非常廉价的商用计算机上也能做到单机支持每秒 10 万条消息的传输；支持 Kafka Server 间的消息分区及分布式消费，同时保证每个分区内的消息顺序传输；同时支持离线数据处理和实时数据处理。

Kafka 实现了零拷贝原理快速移动数据，避免了内核之间的切换。Kafka 可以将数据记录分批发送，从生产者到文件系统（Kafka 主题日志）再到消费者，可以端到端地查看这些批次的数据。批处理能够进行更有效的数据压缩并减少 I/O 延迟。Kafka 采取顺序写入磁盘的方式，避免了随机磁盘寻址的浪费。

2.5.4 集群管理与监控 Ambari

Ambari[24]是 Hadoop 分布式集群配置管理工具，是由 Hortonworks 公司主导的开源项目。Ambari 已经成为 Apache 软件基金会的孵化器项目，它是 Hadoop 运维系统的得力助手。Ambari 架构采用的是客户-服务器（Client/Server，C/S）模式，主要由两部分组成：ambari-agent 和 ambari-server。Ambari 依赖其他成熟的工具，例如其 ambari-server 就依赖 Python，而 ambari-agent 同时依赖 Ruby、Puppet、Facter 等工具，ambari-agent 也依赖 Nagios 和 Ganglia 等监控工具来监控集群状况。其中 Puppet 是分布式集群配置管理工具，也采用 C/S 模式，能够集中管理分布式集群的安装、配置及部署，主要语言是 Ruby。Facter 是用 Python 编写的一个节点资源采集库，用于采集节点的系统信息，如操作系统信息、主机信息等。由于 ambari-agent 主要是用 Python 编写的，因此用 Facter 可以很好地采集到节点信息。

2.5.5 工作流调度器 Oozie

对 Oozie 来说，工作流就是一系列操作（如 Hadoop 的 MapReduce、Pig 的任务、Shell 任务等），通过 Oozie 可以确定多个任务的依赖关系。也就是说，一个操作的输入依赖于前一个操作的输出，只有前一个操作完全完成后，才能开始下一个操作。Oozie 工作流通过 hPDL（一种 XML 的流程定义语言）定义，工作流操作通过远程系统启动任务。当任务完成后，系统会进行回调来通知任务已经结束，然后开始下一个操作。

2.5.6 数据转换工具 Sqoop

Sqoop[25]是一个用来将关系数据库和 Hadoop 中的数据进行相互转移的工具，可以将关系数据库（如 MySQL、Oracle）中的数据导入 Hadoop（如 HDFS、Hive、HBase）中，也可以将 Hadoop 中的数据导入关系数据库中。在实际业务当中，首先对原始数据集通过 MapReduce 进行数据清洗，然后将清洗后的数据存入 HBase 数据库中，之后通过数据仓库 Hive 对 HBase 中的数据进行统计与分析，分析之后将分析结果存入 Hive 表中，然后通过 Sqoop 将数据挖掘结果导入 MySQL 数据库中，最后通过 Web 将结果展示给用户。

2.5.7　日志收集工具 Flume

Flume[26]是将数据从产生、传输、处理并最终写入目标路径的过程抽象为数据流的工具，在具体的数据流中，数据源支持在 Flume 中定制数据发送方，从而支持收集各种不同协议的数据。同时，Flume 数据流提供对日志数据进行简单处理的能力，如过滤、格式转换等。此外，Flume 具有将日志写往各种数据目标（如文件、HDFS、网络）的能力。在 Hadoop 平台，我们主要使用的是通过 Flume 将数据从源服务器写入 HDFS。

参考文献

[1]　李迎新, 黄河. 国家卫生与健康管理大数据平台在医疗设备管理中的作用[J]. 国际生物医学工程杂志, 2018, 41(2): 101-110.

[2]　宫夏屹, 李伯虎, 柴旭东, 等.大数据平台技术综述[J]. 系统仿真学报, 2014, 26(3): 489-496.

[3]　高惠璇. 统计分析系统 SAS 简介[J]. 数理统计与管理, 1990(5): 48, 58.

[4]　任佳, 张建军, 王晗, 等. 公共卫生大数据平台架构[J]. 中国科技信息, 2020 (6): 111-112.

[5]　中科普开. 大数据技术基础[M]. 北京：清华大学出版社, 2016.

[6]　曹卉. Hadoop 分布式文件系统原理[J]. 软件导刊, 2016, 15(3): 15-17.

[7]　柳平, 李春青, 姬婵娟. 基于 HDFS 的云存储架构模型分析[J]. 电脑知识与技术(学术版), 2013(12X): 8430-8432.

[8]　范凯. NoSQL 数据库综述[J]. 程序员, 2010(6): 76-78.

[9]　冯小萍, 高俊. 分布式数据库 HBase[J]. 信息通信, 2015(7): 84-85.

[10]　李纪伟, 段中帅, 王顺晔. 非结构化数据库 MongoDB 的数据存储[J]. 电脑知识与技术(学术版), 2018, 14(27): 13-15.

[11]　王余蓝. 图形数据库 NEO4J 与关系数据库的比较研究[J]. 现代电子技术, 2012(20): 77-79.

[12]　李建江, 崔健, 王聃, 等. MapReduce 并行编程模型研究综述[J]. 电子学报, 2011, 39(11): 2635-2642.

[13]　刘莉萍, 章新友, 牛晓录, 等. 基于 Spark 的并行关联规则挖掘算法研究综述[J]. 计算机工程与应用, 2019, 55(9): 1-9.

[14]　唐昊宁. 面向 Hive SQL 查询的大数据计算引擎研究[D]. 北京：中国科学院大学, 2016.

[15]　高彦杰, 陈冠诚. Spark SQL：基于内存的大数据处理引擎[J]. 程序员, 2014(8): 104-107.

[16] 郭超, 刘波, 林伟伟. 基于 Impala 的大数据查询分析计算性能研究[J]. 计算机应用研究, 2015(5): 1330-1334.

[17] 孙大为, 张广艳, 郑纬民. 大数据流式计算: 关键技术及系统实例[J]. 软件学报, 2014(4): 839-862.

[18] 陈烘. 基于 Storm 的大数据流式计算关键技术研究及应用[D]. 杭州: 浙江工业大学, 2017.

[19] 张岩峰. 云环境下大数据迭代计算研究[D]. 沈阳: 东北大学, 2012.

[20] 吴甘沙, 尹绪森. GraphLab: 大数据时代的图计算之道[J]. 程序员, 2013(8): 90-94.

[21] 董春涛, 李文婷, 沈晴霓, 等. Hadoop YARN 大数据计算框架及其资源调度机制研究[J]. 信息通信技术, 2015(1): 77-84.

[22] 何慧虹, 王勇, 史亮. 分布式环境下基于 ZooKeeper 服务的数据同步研究[J]. 信息网络安全, 2015 (9): 227-230.

[23] 刘邦, 余华平. Kafka 分布式消息队列的高性能研究[J]. 电脑知识与技术（学术版）, 2019 (32): 10-12.

[24] 吴丽杰, 张璐璐, 张婷. 基于 Ambari 的 Hadoop 集群快速部署研究[J]. 重庆工商大学学报(自然科学版), 2020, 37(1): 7.

[25] 尹相儒. 基于 Sqoop 的数据转换平台设计与实现[D]. 南京: 南京师范大学, 2019.

[26] 史瑞德哈伦. Flume: 构建高可用、可扩展的海量日志采集系统[M]. 马延辉, 史东杰, 译. 北京: 电子工业出版社, 2015.

数据基础篇　　第 2 部分

第 3 章

医疗大数据采集

3.1 医疗大数据采集的必要性与影响因素

3.1.1 医疗大数据采集的必要性

数据采集是根据研究与应用目标抽象出的、在数据挖掘与可视化中所需要的表征信息，通过多种方式从数据产生环境获取原始数据并进行预处理操作的一系列专业技术，是大数据挖掘与应用的基础，为后续数据处理提供高质量的数据集[1]。临床诊疗服务的高效率、高质量开展，离不开对医疗大数据的集成处理与深入挖掘，而数据采集是大数据处理的基础与前提。医疗大数据采集是根据面向医疗服务的数据分析需求，从传感器、诊疗设备、医疗机构信息系统、网络平台等获取数据并予以预处理的过程，是医疗大数据分析与应用的起始步骤[1, 2]。如图 3-1 所示，在医疗大数据挖掘与可视化流程中，数据采集充当"守门员"式的基石作用，是大数据集成分析与医疗服务应用首先需要解决的问题。医疗服务过程中产生的数据来源广泛、形式各异，如何对这些数据进行统一标准、安全和高效、保质保量的采集，是进一步进行大数据挖掘与可视化以及临床诊疗应用的关键[3, 4]。

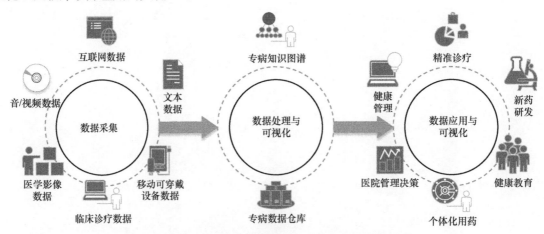

图 3-1　数据采集在医疗大数据挖掘与可视化流程中的作用

3.1.2 医疗大数据采集的影响因素

（1）**数据来源广泛**。医疗大数据涉及生物、医药、医疗保险、临床、移动可穿戴设备监护、公共卫生、营养等诸多领域，如何从浩如烟海的数据中根据临床诊疗应用目标有针对性地采集有用信息，是首先需要考虑的问题。

（2）**数据类型多样**。原始的医疗大数据存在无序化、碎片化、非结构化、非标准化等问题，数据采集面临的一个问题是医疗大数据的多源异构性（结构化数据、半结构化数据、非结构化数据并存）[2]。定义统一的数据提取规则和数据关联关系，并在数据采集端口根据不同数据类型自适应数据传输协议和接口标准，是进行高效率医疗大数据采集的根本。

（3）**数据量巨大**。医疗大数据数量巨大，在数据采集过程中，对数据采集工具及其支撑软硬件设备的要求较高。在数据采集之前，应根据数据采集的内容与目标，事先评估数据采集工具的效率和支撑设备的最高容量，提前做好软硬件与基础网络等的配备。

（4）**数据产生和积累速度快**。随着公众健康医疗防护与保健意识的提高，日常医疗保健行为逐渐成为常态，使得医疗大数据日新月异，产生和积累速度非常快。海量医疗大数据的快速产生与积累，对数据采集设备的读取速度、存储设备的吞吐量和交换设备的传输速度等均提出了较高的要求。

（5）**数据安全和伦理要求高**。医疗大数据涉及患者生命健康信息，尤其是基因、影像、病理等隐私、敏感数据，对数据采集工具、数据采集和传输过程等均有较高的安全性要求，需要严格遵循一系列国内外行业标准与协议，这增加了医疗大数据安全、高效采集的门槛。

（6）**数据时效性**。医疗大数据的时效性表现为数据产生的速度与更新的频率较快，而患者发病、就诊、治疗和愈后转归等在时间上有一个先后顺序的进度，这些数据产生时间节点上的进度在数据采集时需予以考量。

（7）**信息冗余性**。患者在就医诊疗过程中会进行多次检查、诊断和治疗，相同或相似的数据会被重复记录到医疗卫生机构的相关信息系统，因此会形成冗余信息[5]。在数据采集之前宜明确数据准入、抽取标准，避免数据采集工作的重复和数据资源的浪费。

（8）**数据隐私性**。医疗大数据包含患者的家庭住址、医疗费用、联系方式、家庭成员、职业等个人敏感信息，在数据采集过程中需注意保护患者的隐私，进行必要的数据脱敏处理，确保医疗信息安全。

3.2 传统数据采集技术及其局限性

数据采集是大数据处理中重要的一环，其后的分析、挖掘与应用均建立在数据采集的基础上。传统数据采集有基于物联网传感器的数据采集，也有基于信息网络的数据采集。目前常用的传统数据采集技术包括传感器技术、射频识别技术、条码技术、日志文件、移动互联网技术、网络爬虫技术以及检索分类工具等[6, 7]。

3.2.1　传感器技术

传感器是指能感受到被测量信息并按照一定的规律转换成可用信息输出的器件或装置。传感器主要是利用物理效应、化学效应、生物效应等，把被测的物理量、化学量、生物量等转换成符合需求的电量信号，并传输到数据采集和存储设备。传感器技术通常被用来测量物理环境的声音、气象、电流、压力和距离等变量，然后将监测到的数据转换成可读的数字信号并通过有线或无线网络发送至数据采集基站[8]。随着传感器技术的快速发展，增强感官知觉传感器、流量传感器、生物嵌入式传感器等新兴移动医疗设备和可穿戴设备逐渐广泛应用于检测、追踪个人的健康数据。移动医疗设备和可穿戴设备将极大促进医疗大数据的高质量数据采集，为后续医疗服务提供更优的健康决策和治疗效果[9]。

由于传感器具有频率响应、阶跃响应等动态特性，以及诸如重复性、精确度、灵敏度、线性度等静态特性，所以外界因素的改变与波动往往会造成数据采集时传感器自身特性的不稳定，从而对其实际数据采集效果与质量造成较大影响[10, 11]。未来传感器数据采集技术可以在以下 4个方面发力：一是开发新材料、新工艺和新型传感器，以增加传感器数据采集工具的灵敏度、抗干扰性、抗老化性、响应速度、精确度、工作寿命、可重复性等方面的性能；二是实现传感器的多功能、高精度、集成化和智能化，以拓展传感器数据采集工具的应用范围；三是实现传感器技术硬件系统与元器件的微型化；四是通过传感器与其他学科的交叉整合，实现无线网络化[11, 12]。

3.2.2　射频识别技术

射频识别（Radio Frequency Identification，RFID）技术是利用无线射频信号，通过空间耦合进行无接触双向数据通信，并通过所传递的信息达到识别目标和数据交换的目的的一种自动识别技术[13, 14]。一套完整的 RFID 系统由阅读器、电子标签（即应答器）与应用软件 3 个部分组成，其工作原理是阅读器发射一段特定频率的无线电波能量给应答器，用以驱动应答器电路将内部的数据送出，此时阅读器便依序接收解读数据，传输给应用软件进行相应的处理[13, 15, 16]。RFID 是一项易于操控、灵活、简单、实用且特别适用于自动化控制的应用技术，目前已广泛应用于健康医疗服务、医药物流系统、图书管理系统、服装生产线和物流系统、收费系统、酒店门锁、大型会议人员通道系统、固定资产管理系统等[17]。

3.2.3　条码技术

条码技术包括条码的编码技术、条码标识符号的设计、快速识别技术和计算机管理技术，它是实现计算机管理和电子数据交换不可或缺的前端采集技术。条码技术的核心是条码符号，条码符号一般是由一组按规则排列的条、空和对应字符组成的标记。这种用条、空组成的数据编码可供机器识读，而且很容易译成二进制数和十进制数。完整的条码结构由条、空、起始符、终止符等组成。其中，条是条码中反射率较低的部分，一般印刷颜色较深；空是条码中反射率较高的部分，一般印刷颜色较浅；起始符是位于条码起始位置的若干条与空，标识一个条码符号的开始，阅读器对其进行确认后便开始扫描；终止符是位于条码终止位置的若干条与空，是条码的最后一位字符，标识一个条码符号的结束，阅读器确认此符号后进行停止处理[18, 19]。条码中的条和空可以有各种不同的组合方式，从而构成不同的图形符号，即各种符号体系（码制）。常用条码按码制可分为通用产品代码（Universal Product Code，UPC）、欧洲物品编号（European Article Number，EAN）等。为了阅读出条码所蕴含的信息，需要一套条码识别系统，它由条码扫描器、放大整形电路、译码接口电路和计算机系统等部分组成。目前，条码技术已广泛应用于商业、医疗卫生、邮政、图书管理、仓储、工业生产过程控制、交通等领域[19, 20]。

3.2.4 日志文件

日志文件是用于记录系统操作事件的记录文件或文件集合，可分为事件日志文件和消息日志文件。事件日志文件用于记录在系统运行过程中发生的事件，以理解系统的活动轨迹和跟踪、诊断可能出现的问题。消息日志文件几乎是通用的纯文本文件，常用于自动记录（保存）与频道或用户相关的通信数据。建立日志文件是使用比较广泛的数据采集方法之一，它以特定的文件格式记录数据源系统的活动，具有处理历史数据、诊断问题的追踪以及理解系统的活动等重要作用。目前，几乎所有在电子数字设备上运行的应用均可使用日志系统进行痕迹保留与溯源。例如，通过布置访问日志文件，Web 服务器可以记录、追踪网站浏览用户的键盘输入、点击量、访问行为和其他用户浏览痕迹信息[8]。日志文件系统具有可以处理历史数据、不受防火墙阻隔、可以追踪带宽或完成下载、可以追踪搜索引擎蜘蛛、可以追踪移动用户等优点。

3.2.5 移动互联网技术

移动互联网技术是信息通信技术快速发展时代背景下移动通信技术和互联网技术的结合体，即互联网的平台、技术、商业模式、应用等与移动通信技术相结合，在长期实践过程中逐渐成熟的一系列技术[21]。移动互联网具有相对封闭的网络体系、广域的泛在网、高便携性与强制性，拥有永远在线的、庞大的、自下而上的用户群，占用的用户时间碎片化，还具有信息传播呈"病毒式"、安全性更加复杂、身份识别唯一、定位实时、应用轻便等新特点[21, 22]。这些特点使基于移动互联网技术的数据采集与传输技术得以实现并快速发展。随着智能手机、便携式移动可穿戴设备的推广和普及，以及互联网、Wi-Fi、5G 网络的快速发展，来自患者可穿戴设备和可植入设备的健康医疗数据，如体温、心率、血压、血糖水平、胰岛素水平等，正成为越来越重要的医疗大数据类型[23]。由于传感器技术的不断升级换代和广泛部署，人们对可穿戴式和可植入式传感器技术的接受度日益增加，对具有增强的无线通信功能的传感器尤其如此。这些使连续、多模式和情景感知的遥感监测成为可能[24]。随着消费级移动可穿戴设备与医疗级监测设备之间的性能与质量差距逐渐缩小，单个可穿戴设备现在已可以用于监测和采集一系列健康医疗变量。

3.2.6 网络爬虫技术

网络爬虫（Web Crawler），又被称为网页蜘蛛、网络机器人、网页追逐者等，是一种按照一定的规则，自动地抓取互联网信息的程序或者脚本。目前，网络爬虫被广泛用于互联网搜索引擎或其他类似网站，可以自动采集所有其能够访问到的页面内容，以获取或更新这些网站的信息和检索方式。从功能上来讲，网络爬虫一般分为数据采集、处理、存储 3 个部分。其核心原理是基于统一的资源定位符（Uniform Resource Locator，URL），通过超文本传送协议（Hypertext Transfer Protocol，HTTP）模拟浏览器请求访问互联网站点的方式，封装相关请求参数，获取网站服务器端的认证许可，进而返回原始网络页面并进行数据解析[25]。网络爬虫一般是从一个或若干个初始网页的 URL 开始，获得初始网页上的 URL，在抓取网页的过程中不断从当前页面上抽取新的 URL 放入队列，直到满足系统的一定停止条件。网络爬虫技术按照系统结构和实现技术，可以分为通用网络爬虫、聚焦网络爬虫、增量式网络爬虫、深层网络爬虫等类型。实际的网络爬虫系统通常是通过几种网络爬虫技术相结合来实现的[26]。

3.2.7　检索分类工具

检索分类工具较常见的是百度、谷歌等搜索引擎。搜索引擎是指根据用户需求与一定算法策略，运用特定的计算机程序从互联网上采集信息，在对信息进行组织和处理后，为用户提供快速、高相关性的检索和信息服务，并将检索的相关结果与信息展示给用户的一种检索技术[27, 28]。搜索引擎是工作于互联网上的一种检索技术，旨在提高人们获取搜集信息的速度和能力，为人们提供更好的网络使用环境和信息获取途径。从功能和原理上来讲，搜索引擎可被分为全文搜索引擎、元搜索引擎、垂直搜索引擎和目录搜索引擎 4 类。基于网络爬虫技术、大数据处理技术、自然语言处理技术、检索排序与分类技术、网页处理技术等，搜索引擎为用户提供方便、快捷的信息服务。搜索引擎主要工作流程包括数据采集、数据预处理、数据处理、结果解析与结果展示等阶段。通过搜索引擎，面对互联网页面信息，可以进行用户定制化的数据采集。

3.2.8　传统数据采集技术的局限性

医疗大数据来源广泛、结构复杂，涉及临床、医药、医保、护理、影像、实验室检测等诸多领域，且需要考虑患者隐私与数据安全问题，使用传统数据采集技术采集这些数据时存在诸多局限，已越来越难以满足各类医疗服务的实践需求。第一，现有数据采集工具采集数据的来源单一、数据类型单一，数据量相对于医疗大数据较小，难以满足大数据分析与应用的需求。第二，采用传统的数据采集手段很难从浩如烟海的医疗大数据中有针对性地采集所需数据，缺少这方面的技术储备。第三，医疗源数据存在无序化、碎片化、非结构化等特点，数据采集工具需要重点解决的问题是医疗大数据的多源异构性[2]。针对不同数据来源定义有针对性的规则和数据关联关系，并在数据采集端口根据不同数据类型定制相对应的数据传输协议和接口标准，是进行有效数据采集的根本，而现有数据采集技术往往构造和功能单一，无法胜任多源异构医疗大数据的采集工作。第四，医疗大数据的产生与积累日新月异，指数级的数据增长速度和浩如烟海的数据对数据采集工具的读取速度、数据存储设备的吞吐量以及信息交换设备的传输速度等均提出了较高的要求。第五，医疗大数据具有时效性，具体表现为数据产生的时间节点存在着前后顺序，即患者发病、就诊、治疗和愈后转归等医疗事件在时间轴上有一个逐次发生的进度，这就要求在进行数据采集时需要考虑此类数据的筛选与纳入标准，而传统数据采集技术却少有这方面的技术储备。另外，患者在就医过程中，针对同一病症会进行多次检查、诊断和治疗，相同或相似的临床诊疗数据可能会被重复记录，形成冗余信息[5]。因此，在数据采集之前应基于具体的医疗服务实践需求，明确数据准入、抽取的标准，做到医疗数据的针对性采集，而现有数据采集技术在处理此类问题时往往力不从心，造成数据采集工作的重复和人力、财物等资源的浪费。

3.3　面向医疗大数据的平台化数据采集

医疗大数据采集方法的选择不但要根据数据分析与医疗应用的目的，还要考虑医疗领域数据源的性质与特点。随着大数据分析技术、计算机硬件设备的日渐成熟和数据驱动型医疗服务的深入应用，面向多源异构医疗大数据的高效率和高质量采集势在必行。鉴于现有数据采集技术已无法对具有多源异构、海量积累、快速产生、冗余性和隐私性等特点的医疗大数据进行有效采集，采用平台化技术，对不同数据采集接口与协议进行集成，以适应不同来源和类型的医疗数据，并以患者唯一身份识别码为主索引对整个数据采集过程进行安全监督与管理，已成为面向医疗大数据进行有效采集的新趋势[4]。

3.3.1　平台化技术

平台化是指基于一定的业务需求和功能定位，封装了为实现这些需求和功能而搭建的一套综合的工具和一组实践证明的共享的最佳程序、执行逻辑的软件框架[29]。该框架与具体的业务、技术和数据无关，仅定义为实现所需业务而必须具备的接口。平台化技术形成了完整、久经考验、开放和模块化的解决方案，旨在随需应变地对开发软件和基于软件的服务提供支撑环境。平台即通过这些接口而搭建起来的一个完整的、可运行的软件框架。平台使开发小组能够跨越合作伙伴、供应商和客户进行自动化和集成软件开发的核心业务流程，为企业提供获得竞争优势所需要的灵活性和速度，从而能够创新和迅速响应市场变化。平台化技术的优点见表 3-1[30]。

表 3-1　平台化技术的优点

序号	优点
1	平台不关心业务，提供扩展机制，抽象统一的模型由业务方实现相应的业务，打包成各种功能模块，在平台上集成部署
2	通过对复杂的软件系统进行分层，简化了应用服务的实现方式与路径，同时兼顾了不同用户的个性化应用需求

续表

序号	优点
3	业务方的部署与平台的版本相互隔离，业务方可以不关心平台的版本，方便相关业务的快速、便捷部署与应用
4	通过对软件业界现有的成果和功能模块进行集成整合，可实现以需求为导向的灵活功能架构编排，从而提升应用开发与业务运行的效率

3.3.2　基于平台化技术的医疗大数据采集

医疗服务涉及的数据种类繁多，且不同病种在临床诊疗过程中产生的数据内容亦不相同，造成不同医疗专病应用对数据采集有着个性化的要求。面向医疗大数据的采集包括数据采集、传输、整理和数据入库等环节，涉及信息采集、传输、交互、共享等技术，这就要求对现有数据采集技术进行集成以实现各类医疗服务的信息需求与功能定位。因此，为避免出现医疗服务过程中不同信息系统之间数据交换规范不统一、专病模块间"信息孤岛"如烟囱般林立隔离、数据传输和交互不畅等问题，基于平台化技术的数据采集和共享是未来发展的趋势，成为医疗领域大数据采集的最佳选择之一[4, 5, 31]。

基于医疗信息系统集成（Integrating the Healthcare Enterprise，IHE）、卫生信息交换标准（Health Level Seven，HL7）、医学数字成像和通信（Digital Imaging and Communication in Medicine，DICOM）等协议与行业标准，结合国家相关部分对健康医疗信息传输的相关规范要求，构建面向医疗大数据的信息采集平台，该平台利用具有多种信息对接端口的前置机进行数据采集，并支持通过开放接口将采集到的数据共享。对于不支持标准协议的部分医疗系统（如不符合标准的 HIS/LIS/PACS），支持文件传送协议（File Transfer Protocol，FTP）、数据连接等其他手段完成数据采集与传输。数据采集平台的物联网管理模块可通过兼容 HL7、IHE 等标准来配置数据采集网关，以支持实时的数据采集，并对采集的数据通过开放接口进行共享，满足第三方授权或合作机构自行开发医疗应用的需求，实现医疗服务驱动的移动可穿戴健康医疗设备的网络接入和数据采集[4]。另外，物联网管理模块还可支持对大量健康医疗物联网终端设备的连接、交互和管理，包括状态监测、安全网关、远程控制等，从而降低运维成本。

面向医疗大数据的采集，目的是满足大数据及其分析、挖掘在各类医疗服务中的需求，并促进相关技术的应用。数据采集平台通常基于面向服务的体系结构（Service-Oriented Architecture，SOA）设计，采用企业服务总线（Enterprise Service Bus，ESB）技术，根据医疗大数据的具体粒度和维度建立相应的数学模型，对原始数据进行抽取、转换和加载等连续操作，载入相应不同的事实表和维度表[3, 32-34]。同时，为保证医疗专病应用模块信息系统与医疗机构之间进行数据交互，以实现专病信息的互通、互联，还需要具备 ESB 的通信、消息路由和服务交互等功能以及相应的应用支撑模块，如隐私保护、安全管理、系统监控等。

3.3.3 平台化医疗大数据采集的流程

医疗大数据采集的目的是满足数据分析与医疗服务应用的需求，为保证数据采集、传输过程的完整性和获取数据的质量，进行数据采集的分析与流程制定显得尤为重要。数据采集分析是根据医疗服务的应用需求，确定数据采集的内容与指标，并对指标相关原始数据的结构进行分析。对照数据采集需求与医疗数据结构标准，形成数据采集、转换和预处理报告，为后续数据采集提供正确的方案借鉴[3, 35]。在整个数据采集过程中，通过能够唯一标识患者身份的主索引来控制采集数据源的基础特征信息，实现多个同质或异构医疗卫生信息系统的逻辑关联，以保证疾病诊疗数据与其他关联信息的一一对应关系[36]。一般情况下，平台化医疗大数据采集的流程如图 3-2 所示[3, 31, 37]。

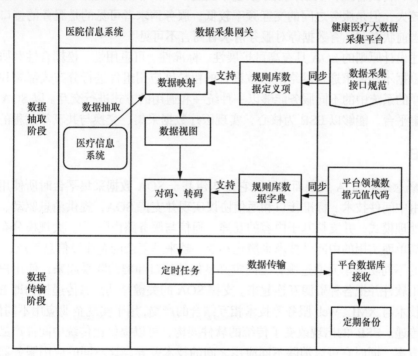

图 3-2 平台化医疗大数据采集的流程

3.4 平台化医疗大数据采集的关键技术

基于平台化技术的医疗大数据采集，一般涉及 SOA、ESB、数据仓库、前置机、数据接口方案等。在数据采集过程中，对数据采集平台、数据采集网关、前置机、数据传输网络和数据交互接口等，均有技术层面的相关要求。

3.4.1　SOA

SOA 是一种应用程序架构，也是一种定义精确、封装完善、独立于其他服务所处环境和状态的函数。本质上，SOA 就是服务的集合，且各种服务之间可以彼此通信，而服务之间需要某些方法进行连接。在 SOA 中，所有功能都定义为独立的服务，这些服务带有定义明确的可调用接口，能够以定义好的顺序调用这些服务来形成业务流程。SOA 的设计原则包括明确定义的接口、自包含和模块化、粗粒度、松耦合、对互操作性和兼容性有明确要求等，即服务请求者依赖于服务规约来调用服务，服务定义简单、明确，一旦公布，不能随意更改；服务通过封装那些在业务上稳定、重复出现的活动和构件，使实现服务的功能实体能够完全自主、独立进行部署、版本控制、自我管理和恢复；服务数量不宜过多，依靠消息交互而不是远程过程调用，通常信息量比较大，但是服务之间的交互频率较低；服务请求者可见的是服务的接口，其位置、实现技术、当前状态和私有数据等对服务请求者而言不可见[4, 34, 38]。

基于上述设计原则的 SOA 具有高可扩展性、标准性、可重用性、松耦合性和协议无关性等优点，可以根据不同需求通过网络对松散耦合的粗粒度应用组件进行分布式部署和使用，使构建在多个这样的系统中的不同服务能够以一种统一和通用的方式进行交互。以 SOA 为架构的医疗大数据采集平台，能够以 ESB 为核心，实现医疗数据采集、交换与共享等过程的标准化。

3.4.2　ESB

ESB 的概念是从 SOA 发展而来的，它是构建基于 SOA 数据采集平台时所使用基础架构的关键部分，由中间件技术、标准接口和通信协议实现并支持 SOA，提供消息驱动、事件驱动和文档导向的处理模式，并支持基于内容的互连、通信与服务路由[32, 33]。大规模分布式的企业应用需要相对简单而实用的中间件技术来简化和统一越来越复杂的企业级信息系统，而 SOA 能够将应用程序的不同功能单元通过服务之间定义良好的接口和契约联系起来，使用户可以不受限制地重复使用软件并把各种资源互连起来。支撑 SOA 的关键是其消息传递架构即 ESB。ESB 是传统中间件技术与 XML、Web 服务等技术相互结合的产物，用于实现企业应用不同信息的准确、高效和安全传递。ESB 的出现改变了传统的软件架构，可以提供比传统中间件产品更为廉价、高效的解决方案，同时它可以消除不同应用之间的技术差异，让不同的应用服务器协调运作，实现不同服务之间的通信与整合。

从功能上看，ESB 提供了事件驱动和文档导向的处理模式，以及分布式的运行管理机制，可以支持基于内容的路由和过滤，具备复杂数据的传输能力，并可以提供一系列标准接口。SOA 将不同应用服务器上的各种服务连接到 ESB 上，支持分布式的存储、处理和异步处理。作为 SOA 的关键组件，ESB 的功能主要体现在通信、应用集成、服务交互、服务质量、安全性、管理和监控等方面，可有效简化医疗数据采集平台的复杂性，提高数据采集平台架构的灵活性，降低医疗信息系统间数据传输、交换和共享的成本。

3.4.3 数据仓库

数据仓库（Data Warehouse，DW），是为企业所有级别的决策制定过程，提供所有类型数据支持的战略集合。它是出于分析报告和决策支持目的而创建的单个数据存储。数据仓库具有面向主题、集成性、不可更新性和时变性等特征。医疗大数据分析与应用的前提是针对多源异构医疗大数据进行采集，再对数据中的异常值和敏感信息进行处理，提取、转换和整合所需要的指标体系并构建数据仓库，然后结合算法模型的需求对数据指标进行标准化、结构化处理，集成能够满足大数据分析的数据集市，进而开展医疗大数据的深入挖掘与应用[6, 32, 38]。这里数据仓库是在传统数据库基础上集成的能够满足医疗大数据分析所需要的结构化数据环境，主要研究和解决从数据库中获取信息的问题。数据仓库通过基于 DICOM、HL7 等信息标准的推荐系统接口和前置机系统，与医疗机构信息系统实现实时对接。它通过 ETL 工具将多源异构的医疗数据抽取到临时中间层，然后利用分布式技术框架进行数据的清洗、转换和加载，并对完整、正确、一致的数据信息进行集成存储，成为分布式联机分析处理、数据挖掘的基础。

3.4.4 前置机

医疗卫生机构在运行和管理过程中会使用各种各样的信息系统，如 HIS、LIS、放射科信息系统（Radiology Information System，RIS）等，这些信息系统往往通过一定的接口方案对内或对外提供相应的服务，涉及患者诊疗、医保报销等事务，以及患者社会人口学特征、医药耗材、医院绩效管理等隐私、敏感数据的访问，直接从外部网络访问这些后台系统并采集数据是有违伦理和不被允许的。对此，前置机可以进行有针对性的处理。根据医疗服务的应用目的，开发相应软件，运行在医疗机构服务端的信息系统内网，通过专线或硬件隔离技术将运行这个软件所在的计算机连接到外网系统上，进行所需要数据的针对性采集与交互[4]。运行此软件的计算机，从功能上即称为前置机。

前置机的功能类似网关，是位于应用系统服务器端与客户端之间的独立系统，负责数据的格式转换、连接管理、业务流管理、外围调度、外围处理、集成和转发，以实现内/外网的信息交换。从网络和安全角度来看，前置机有隔离主机的作用，保证外部的应用不能直接访问内网信息系统的核心服务，比如医院的各类外部接口（挂号/住院信息、门诊/住院缴费、检验/检查结果等）。从业务角度来看，前置机提供了一个业务渠道与核心服务主机交流的桥梁，起到管理和调度业务渠道发起的交易的作用，可以减轻核心后台服务器的负担，也可以用来处理非核心业务的功能。前置机一般扮演适配器的角色，即在不同的通信协议、数据格式或语言之间相互转换。前置机有时在客户端和后台服务器间起着防火墙的作用，这样可以隐藏后台，在一定程度上确保后台的安全性，避免外部应用直接访问医疗机构的敏感信息，消除医疗机构内部信息系统安全性的后顾之忧。

3.4.5 数据接口方案

医疗大数据采集平台涉及多源异构的健康医疗信息，需先按照开放的 HL7、DICOM、FTP、

Web Service、IHE、File、Database、Java 消息服务（Java Message Service，JMS）等数据接口标准和国家相关部门的行业规范要求，对医疗卫生机构原来的信息系统进行升级改造或客户定制化开发，针对不同数据类型与来源，定义统一的数据接口方案，以便与平台之间进行数据传输与交互。然后，医疗大数据采集平台通过部署前置机与医疗机构各信息系统连接进行数据采集，并通过集成平台 ESB 实现各系统间标准数据的传输。

3.4.6　其他技术

　　针对多源异构的医疗大数据，平台化数据采集的一个优势是可以及时集成最新的大数据采集技术，在调整或定制相应的应用程序接口（Application Program Interface，API）后，快速应用于海量积累的医疗数据采集。近年来，Flume、Kafka、Sqoop 等大数据采集技术在健康医疗领域逐渐得到广泛应用。

　　（1）Flume。Flume 是一个高可用、高可靠和分布式的海量日志采集、聚合和传输系统，其设计原理是基于数据流（如日志数据）从各种网站服务器上将目标信息汇集起来并存储到本地的集中存储器中。Flume 是实时数据采集的一个开源框架，使用 Flume 可以收集诸如日志、时间等数据并将这些数据集中存储起来供后续使用。

　　（2）Kafka。在实际的数据采集与处理过程中，通常存在数据采集速度与处理速度不同步的情况，实时平台架构都会用一个消息中间件来缓冲，而这方面非常流行和应用广泛的是 Kafka。Kafka 是一个基于分布式架构的开源的消息发布-订阅系统，特点是高吞吐率、速度快、低延迟、可扩展且持久。目前主流的开源分布式处理系统（如 Storm 和 Spark 等）都支持与 Kafka 集成。

　　（3）Sqoop。Sqoop 是一个开源的离线数据传输工具，主要用于 Hadoop（如 Hive）与传统数据库（如 MySQL、PostgreSQL）间的数据传输。Sqoop 可以将数据从结构化存储器（如结构化的数据库、数据仓库、基于文档的系统等）抽取到 Hive、HBase 和 HDFS 等大数据系统中。Sqoop 通过分割数据集并创建 MapReduce 任务来处理每个区块和传输数据，从而提高数据采集的并发性和容错性。

参考文献

[1]　戴明锋，孟群. 医疗健康大数据挖掘和分析面临的机遇与挑战[J]. 中国卫生信息管理杂志，2017, 14(2): 126-130.

[2]　仇嫒雯，姚晶晶，陈东，等. 公立医院经济管理大数据采集机制研究[J]. 中国卫生经济，2018, 37(11): 67-70.

[3]　黄小龙，罗旭，汪鹏，等. 基于健康医疗大数据的精准诊疗实施路径探讨[J]. 中华医院管理杂志，2017, 33(5): 369-372.

[4]　高景宏，翟运开，何贤英，等. 面向精准医疗的大数据采集及其支撑要素研究[J]. 中国卫生

事业管理, 2020, 37(6): 405-407,425.

[5] 许培海, 黄匡时. 我国健康医疗大数据的现状、问题及对策[J]. 中国数字医学, 2017, 12(5): 24-26.

[6] 吴亚坤, 郭海旭, 王晓明. 大数据技术研究综述[J]. 辽宁大学学报(自然科学版), 2015, 42(3): 236-242.

[7] 王俊艳, 张志鹏, 姚振杰, 等. 健康医疗大数据的分析[J]. 互联网天地, 2015(9): 4-10.

[8] 李学龙, 龚海刚. 大数据系统综述[J]. 中国科学: 信息科学, 2015, 45(1): 1-44.

[9] 罗伟. 医疗大数据助力智慧医院管理的 SWOT 分析[J]. 医学与社会, 2016, 29(7): 107-110.

[10] 王伯槐, 李芸芸. 基于无线传感器网络的数据采集系统研究[J]. 榆林学院学报, 2020, 30(2): 80-82.

[11] 雷晓晖. 重视数据采集与数据分析[J]. 湖北教育(科学课), 2019(6): 5.

[12] 柴韬. 无线传感器网络在数据采集应用中的研究与应用[D]. 上海: 上海交通大学, 2017.

[13] RAJARAMAN V. Radio frequency identification[J]. Resonance, 2017, 22(6): 549-575.

[14] 王晓华, 周晓光. 射频识别技术及其应用[J]. 现代电子技术, 2005(11): 30-32.

[15] 蒋皓石, 张成, 林嘉宇. 无线射频识别技术及其应用和发展趋势[J]. 电子技术应用, 2005, 31(5): 1-4.

[16] LIM E G, WANG J, JUANS G, et al. Design of wearable radio frequency identification antenna[J]. Wireless Personal Communications, 2018, 98(4): 3059-3070.

[17] 秦虎. 基于射频识别技术的数据采集和处理的研究及应用[D]. 武汉: 华中科技大学, 2005.

[18] 陈丹晖, 刘红. 条码技术与应用[M]. 北京: 化学工业出版社, 2006.

[19] 农小晓, 苏慧. 条码技术及应用[M]. 北京: 北京交通大学出版社, 2014.

[20] 王小溪. 试论条码技术与应用[J]. 科学技术创新, 2013(23): 133.

[21] 张宏科, 苏伟. 移动互联网技术[M]. 北京: 人民邮电出版社, 2010.

[22] 李越. 移动互联网技术的发展现状及未来发展趋势探析[J]. 数字通信世界, 2018(3): 88,99.

[23] CIRILLO D, VALENCIA A. Big data analytics for personalized medicine[J]. Current Opinion in Biotechnology, 2019, 58: 161-167.

[24] LEFF D R, YANG G Z. Big data for precision medicine[J]. Engineering, 2015, 1(3): 277-279.

[25] 卞伟玮, 王永超, 崔立真, 等. 基于网络爬虫技术的健康医疗大数据采集整理系统[J]. 山东大学学报(医学版), 2017, 55(6): 47-55.

[26] 肖乐, 丛天伟, 严卫. 基于 python 的 Web 大数据采集和数据分析[J]. 电脑知识与技术, 2018, 14(2): 9-11.

[27] 许瑞. 搜索引擎技术的发展现状与前景[J]. 中国新技术新产品, 2017(4): 20-21.

[28] 周伟, 谭振江, 朱冰. 基于差分进化算法的大数据智能搜索引擎研究[J]. 情报科学, 2018, 36(5): 85-89.

[29] MARTIN R C. Agile software development, principles, patterns, and practices[M]. Upper Saddle River: Prentice Hall, 2003.

[30] 赵杰, 翟运开, 任晓阳. 基于平台化技术的远程医疗服务系统研究[M]. 北京: 科学出版社, 2016.

[31] 翟运开, 武戈. 基于电子病历信息大数据挖掘的患者就医行为分析[J]. 医学信息学杂志, 2017, 38(7): 12-17.

[32] 陈军成, 丁治明, 高需. 大数据热点技术综述[J]. 北京工业大学学报, 2017, 43(3): 358-367.

[33] 杨刚, 杨凯. 大数据关键处理技术综述[J]. 计算机与数字工程, 2016, 44(4): 694-699.

[34] 吴卉男. 大数据系统和分析技术综述[J]. 信息记录材料, 2016, 17(3): 2-4.

[35] GLIGORIJEVIC V, MALOD-DOGNIN N, PRZULJ N. Integrative methods for analyzing big data in precision medicine[J]. Proteomics, 2016, 16(5): 741-758.

[36] 汤炀. 基于大数据的医院财务管理与决策系统的设计与开发[D]. 西安: 第四军医大学, 2013.

[37] 宋菁, 胡永华. 流行病学展望: 医学大数据与精准医疗[J]. 中华流行病学杂志, 2016, 37(8): 1164-1168.

[38] 姚琴. 面向医疗大数据处理的医疗云关键技术研究[D]. 杭州: 浙江大学, 2015.

4.1　医疗大数据清洗的必要性

4.1.1　脏数据的产生原因

脏数据是指在数据仓库中，由于信息录入时的失误所造成的字段缺失记录、错误记录、无关的记录、重复录入的记录以及两个或多个数据仓库的合并所造成的相似记录、重复记录等，这些记录不断影响着人们对于数据的使用率，被人们称为脏数据。

随着信息化和智慧社会的发展，大数据已经渗透到社会生活的方方面面，世界大数据的发展正处于爆发期，在技术、政策、法规、市场等多因素的推动下，一批批以区域或专科病种为核心的数据资源集中处理中心如雨后春笋般涌现。

通过对这些大型医疗数据集的处理与分析，可以帮助人们更好地认识病情发展规律、了解人群的医疗习惯，规避不良生活行为带来的风险，根据风险预警及时开展高发疾病尤其是重大疾病的早筛、早诊、早治工作，开展辅助决策诊断提高救治效率，为临床医药研究提供精准指导。早期，医疗相关资料多以纸质的形式存在，如医生开具的检查/检验报告、病例记录、收费记录以及影像报告等，导致医疗数据记录方式和习惯差异较大，且查找、归档同一病人的病史过程繁杂、效率低。在医疗卫生领域，随着计算机技术及互联网医院的发展，医疗资料呈现"爆发式"增长并有快速转变为数字化资料的趋势。随着生物信息学的发展，产生了庞大数量的基因数据，比如一个人进行一次全面的基因测序就可以产生 300GB 的数据。此外，随着物质生活条件的提高，人们对健康的重视程度越来越高，各种健康可穿戴智能设备的出现使得心率、身高、体重、体脂、心电图、血压等数据可以随时被监测、查看和上传。医疗大数据体量呈爆发式增长态势，医疗数据的采集频度已经从以"天"为单位变成以"秒"为单位来计算。对医疗大数据进行整合分析对疾病的预测和发展趋势将会起到重大的预测作用，同时能够降低医疗成本、提高医疗质量，因此对医疗大数据的分析、利用迫在眉睫。

但在实际工作中，医疗大数据的来源广泛且复杂，包括不同级别的医疗机构、不同的医疗设备、不同的地区、不同的医疗信息系统等。各医疗机构或健康医疗设备往往采用自己开发、设计的系统，产生的数据格式五花八门，加上健康医疗设备、基因测序等产生的健康医疗数据，产生的数据格式更是不胜枚举，比如 CSV 文件、Excel 表格、Word 文档、关系表、无格式文件或 TXT 文件等。这一类来源广泛、格式多样的数据（具有多源性、异构性、数据量大的特点）被称为多源异构数据。

多源异构数据的格式限制了医疗大数据对医疗疾病辅助预测和医学研究的重要作用。

4.1.2　脏数据的存在形式

传统的数据应用往往只利用了计算机快捷、准确处理数据的特点，减少了业务操作人员的工作量，对于数据的深度挖掘及辅助决策作用却并未开发。因此，在数据处理中需要对多源异构数据进行集成后再处理，这种数据集被称为数据仓库。但必须要注意集成到数据仓库中用于辅助决策的数据的质量控制，正确的辅助决策必须由高质量的数据进行分析和处理得到。数据的正确性、相关性是数据仓库的基石，否则会出现"垃圾进，垃圾出"（Garbage in, garbage out）的现象。因此，把控进入数据仓库的数据的质量至关重要。数据产生后，在输入、集成、传输、存储等一系列对数据的处理中会出现不可避免的错误。随着用户对数据辅助决策的需求越来越高，低质量的数据不仅会耗费大量的分析、存储和维护成本，还会对决策起到反向误导作用。因此数据质量问题是建立数据仓库、进行数据分析的基础。

从数据来源角度划分，数据质量问题可分为单数据源问题和多数据源问题，这两类问题有不同的表现形式，如图 4-1 所示。

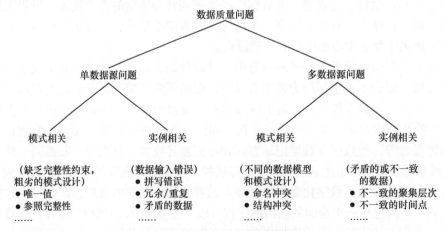

图 4-1　数据质量问题分类[1]

脏数据主要包括以下几种[1]。

（1）字段缺失记录：字段缺失记录的产生一般由于数据库内容呈指数级增长，在医生或研究人员录入数据时由于录入工作失误、问询不全面等原因造成患者信息字段的少录、漏录，影响数据集的完整性，并对数据的连续性和分布规律寻找造成一定的困难，致使数据使用率较低。字段缺失记录在脏数据中所占比例较大。

（2）错误记录：医疗大数据的错误记录多是由于患者在描述个人信息时提供了不清楚、不正确的信息或录入人员信息录入错误所产生的。基于其产生原因，类型录入错误或格式录入错误的错误记录都较难被发现且有很高的隐蔽性。错误记录会对决策方向和水平产生较大的影响。

（3）冲突记录[2]：冲突记录通常在数据库合并的过程中产生。随着医疗信息化改革，各医疗机构都建立了电子病历系统，相应地产生了电子医疗数据库，用于存放医疗服务中产生的各类数据。然而，在一些业务交替的过程中，根据业务要求，需要将不同数据库中的数据放置到同一个数据库中，如区域医院的数据库融合或者院内不同专科病种数据库的融合等，这个过程被称为数据库合并。在数据库合并的过程中，由于各数据库中数据来源的多样性，合并前后数据定义规则的不同会使大量重复数据被保存下来，同一字段的相关记录可能存在完全相反的结果[1]，即产生冲突记录。冲突记录的鉴别难度大，常用的数据清洗方法很难消除这种形式上的冲突，从而造成进行数据分析时的矛盾局面。消除冲突记录的方法研究也是目前的研究重点。

（4）相似、重复记录：相似、重复记录[3,4]产生的原因有很多种，与冲突记录一样，常见的相似、重复记录较多产生于数据库合并过程中[1]，而与冲突记录不同的是，相似、重复记录字段所包含的信息内容是相似或相同的。由于在合并数据库时，算法对字段含义的判别不准确导致无法对记录进行合并处理，产生大量的相似、重复记录。相似、重复记录在脏数据中所占比例较大，且清除难度较大，是目前数据清洗算法研究的热点。

数据质量是进行数据挖掘工作面临的第一道关卡，脏数据会直接影响一个数据挖掘任务（如分类、聚类、回归任务）的准确性，因此获得输入数据集的质量与结果准确率之间的关系是十分有必要的。基于数据集和结果准确率之间的关系对适用该任务的算法进行选择，并确定该数据集需要重点清洗的内容。

由于分类算法、聚类算法和回归算法多种多样，在实际工作中用户很难抉择算法的选取，同时数据质量对算法的选择也有影响，因此，应该明确知悉脏数据对数据分析的影响程度。

在一个分类、聚类或回归任务之前，数据清洗是保证数据质量的重要环节。目前，有各种各样的数据清洗方法被提出，例如：基于众包的数据清洗，通过完整性约束条件对缺失数据进行修复，基于神经网络构建数据清洗模型，利用神经网络的非线性映射和算法对全局进行优化[5]等方法[6,7]。这些方法可很大程度上提高数据质量，但数据清洗的成本依然很高。如果能够明确知悉脏数据对准确率的影响，就可以根据结果准确率需求进行有选择、有目标的数据清洗工作，而不需要对整个数据集进行清洗，可极大程度上节省数据清洗的成本。数据清洗在数据仓库中的位置如图4-2所示。

但在选择脏数据适用的算法时仍存在诸多困难，如：

（1）如何选择合适的分类算法、聚类算法以及回归算法；

（2）如何选择评估参数定量地对结果的波动程度进行评估或选择合适的评估指标对数据清洗进行评估；

（3）如何完成"脏数据"数据集的检测设计，以检测脏数据对数据集的影响。

针对以上困难，下面介绍脏数据检测的一些常用算法。

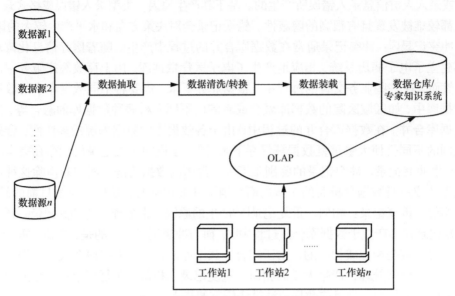

图 4-2   数据清洗在数据仓库中的位置

1. 统计学算法

使用统计学算法时一般选用基于模型的算法，首先为数据创建一个模型，然后根据数据对象和模型的拟合情况对模型和数据进行评估。考虑到在现实生活中，线性关系在很多变量间普遍存在，或通过对变量进行变换后得到的多是相似线性关系，故回归分析是应用较为广泛的数据分析方法之一，它能够较完整地描述和分析变量间的关系，揭示变量的内在规律，对结果有一定的控制和预测作用，因此线性回归模型是数据分析中应用最多的模型。线性回归模型可用公式描述如下：

$$Y=\beta_0+\beta_1X_1+\cdots+\beta_{k-1}X_{k-1}+\varepsilon$$

上式中 $\beta_0,\beta_1,\cdots,\beta_{k-1}$ 是回归参数，Y 是因变量，也称为响应变量，$X_1,\cdots,X_{k-1}$ 是自变量，ε 是随机误差项并认为 $E(\varepsilon)=0$。但该公式的建立中因变量与自变量之间的线性关系是否显著存在的判定受到主观性判断的影响较为强烈，所以还需要进一步对公式进行检测和推断。此外，当数据值和之前做出的假设不相符时，可以通过对数据进行处理或修正模型的方式来使数据和模型相匹配，通常这一过程采用以残差为纵坐标、其他相关量为横坐标的残差图来完成。残差图一般可以分为以下 3 类：

（1）时序残差图；

（2）以自变量为横坐标的残差图；

（3）以因变量/响应变量的拟合值为横坐标的残差图。

2. 聚类算法[8, 9]

按照样本的相似度标准将样本进行分组，使得同一组中的样本具有相似的属性和特征，这个分组过程被称为聚类。在输入样本时，输入样本和样本的相似度标准来将样本划分为若干个组。下面介绍两种较为常用的聚类算法。

分区聚类：分区聚类一般通过确定样本子集上的定义准则来对全部样本进行优化并生成类。常见的分区聚类算法是基于方差标准的 K 均值算法，其基本步骤如下。

（1）挑选随机样本的 K 个类分区，计算其中心。

（2）将样本就近分配给中心距离最近的类，得到一个新类。

（3）计算新类中心。

（4）重复步骤（2）、（3），直到新类的成员稳定。

层次聚类：层次聚类通过不断重复分区直到收敛来得到最优的数据处理方案，一般分为分裂算法和凝聚算法两类。分裂算法是将整个样本集分成小的子集，然后将新的子集继续分裂，直到得到一个精细、准确的分区序列。凝聚算法是将每个样本当作一个初始类，然后通过不断合并小类最终得到一个统一的大类。

生活中产生的数据往往是多源异构数据，其分布在很大程度上影响统计学算法的脏数据识别，聚类算法受数据分布影响较小，也容易鉴别出孤立的异常记录。在数据处理中，往往需要将多种算法集成到不同的数据处理环节，以便自动、高效地进行数据异常记录检测。

4.2 医疗大数据清洗的含义

4.2.1 数据清洗的概念

数据清洗的概念[10-12]并不是单一、固定的，随着其应用领域的不同会产生不同的含义。在建立数据仓库时，从原始数据中进行抽取和转换的过程往往被叫作数据清洗，此时主要包括数据结构的转化，如从非结构化数据转化为结构化数据或半结构化数据转化为结构化数据的过程等；当从数据仓库中进行数据挖掘时进行的数据清洗一般指提高数据准确度的过程，如将空值、相关度较低的数据、噪声等去除的过程。但任何领域或任何步骤中的数据清洗的共性都是一种数据质量控制规程。因此，可以这样定义数据清洗：在对单数据源或多数据源充分分析的基础上，采用相关数据清洗技术将脏数据抽取并处理成符合数据质量要求的数据的过程。

数据清洗的目标是提高数据质量，在保证数据安全的前提下，实现数据价值的最大化利用，其详细的流程如下：

（1）建立适配灵活、标准化、模块化的多源异构数据资源接入体系；

（2）建立智能化、流程化、规范化的数据治理流程；

（3）建立数据精细化治理体系，组织数据资源融合分类体系；

（4）建立统一、精准、安全、高质量的信息共享系统。

4.2.2 数据清洗的评价标准

数据清洗系统应能自动、高效地检测出单数据源或者多数据源集成过程中的数据质量问题，并高效地处理大批量的数据，提高数据质量，满足数据仓库对数据质量的要求。数据质量是评价数据清洗效果的主要标准，成本效益和数据集成也是重要的评价数据清洗效果的指标。

下面对数据清洗的评价进行介绍。

1. 数据质量

数据清洗的目的是提高数据质量使之符合进入数据仓库的标准，为决策系统提供更准确的支持，最大限度地节省数据存储、分析管理等成本，所以数据质量是数据清洗效果最重要的评价标准之一。数据质量问题的产生可以伴随着整个数据处理环节，包括数据采集、数据清洗、数据库合并、数据质量评估等方面，由于其对于数据仓库的重要意义，目前有很多研究者针对数据质量问题在各个环节的产生原因和处理方法进行了探索。提高数据质量的基础和必要前提是保障数据质量的评估工作。对数据集整体或部分需要使用的数据的质量做出合理评估，可以更好地展示数据质量水平，从而采用合适的数据处理方式来提升数据质量。下面介绍数据质量的评估特征，供参考使用[13-15]。

（1）数据的可访问性高低，高质量的数据中所包含的属性或字段不应该有嵌入值，否则进行分解处理。

（2）数据是否遵守业务规则。

（3）数据能够满足业务需求。

（4）数据域的完整性，即定义的阈值要将所有数据值囊括。

（5）数据是否在满足实体完整性的基础上被划归到正确的分类中，每个分类是否具有统一的属性标准或属性实体。例如，如果患者针对肝功能检验指标 6 项，识别过程中仅保留 5 项，则实体完整性被破坏，查询该患者病史资料时会得到不完整的信息。

（6）数据是否具有完整、正确的参照，在数据遭遇意外破坏时能够进行恢复操作。

（7）数据是否参照统一的数据标准。统一标准的数据集有利于数据在不同的医疗系统、部门、机构之间流通。

（8）数据是否具有实时性。

（9）数据是否准确，例如身份证号码能够准确标识唯一对应的人。

（10）数据冗余是有目的的，例如，在数据仓库中为了提高性能存储的粒度。

2. 成本效益

在进行数据清洗之前考虑成本效益这个因素是很有必要的，因为数据清洗是一项十分繁重的工作，需要投入大量的时间、人力和物力。在进行数据清洗之前要考虑其物质和时间开销的大小是否会超过组织的承受能力。通常情况下大数据集的清洗是一项系统性的工作，需要多方配合以及大量人员的参与，需要多种资源的支持。

3. 数据集成

数据仓库与一般应用系统的不同之处在于，它是一个支持管理决策过程的、面向主体的、集成的、稳定的和随时间不断变化的数据集。在数据仓库环境下进行数据清洗的另一个重要目的就是使其满足集成性的要求，主要体现在下述几个方面。

（1）清洗不同数据源中的数据。

（2）数据被转换成一致的格式。

（3）重复记录（同一实体的不同表现形式）被识别出来，进行合并或删除。

4.3　医疗大数据清洗过程简述

在医疗大数据中，记录重复是非常严重也是非常普遍的问题，接下来简单介绍常见的重复记录清洗过程。

重复记录清洗过程如下。

（1）字段抽取。首先从非结构化的自由文本中抽取字段，进行分离。

（2）字段检验。将抽取的字段对照查找表进行验证，针对发现的错误进行修正处理。

（3）标准化处理。将同类型数据统一格式。

在对数据进行转化处理和清洗后，需要进行对象标识和重复记录清除处理。一般地，当同一实体具有两条或以上的指向记录时，部分信息是冗余的，需要对数据进行匹配、补充和合并以更精准地描述该实体。在处理时首先对标识同一现实实体的记录进行识别，即将两条相似重复记录进行内容匹配，然后进行内容合并形成一个新的描述以更精确地进行数据记录，当两条记录无互补内容时，则删掉其中信息量较小或完全相同的一条记录。

在实际处理数据的过程中，数据总是具有能够唯一标识某一现实实体的属性，在处理时通过该属性对两个记录集做等值连接即可完成记录匹配。

4.4　医疗大数据的清洗流程

下面介绍数据清洗的一般流程（见图4-3）。

第1步，分析数据特点。这是数据清洗的前提与基础，通过详尽的数据分析确定数据检测算法、清洗策略等，还可以使用分析程序来获得关于数据属性的元数据，从而发现数据集中存在的质量问题。一般情况下，模式中的元数据对于判断一个数据源的质量是远远不够的，因此分析具体实例来获得有关数据属性和不寻常模式的元数据就变得很重要。这些元数据可以帮助我们发现数据质量问题，也有助于发现属性间的依赖关系，根据这些依赖关系实现数据转换的自动化。数据分析主要有两种方法：数据派生和数据挖掘。数据派生主要对单独的某个属性进行实例分析，数据派生可以得到很多属性信息，如数据类型、长度、取值区间、离散值和它们的出现频率、不同值的个数、典型的字符串模式等。数据挖掘用于在大型数据集中发现特定的数据模式，可以通过数据挖掘来发现属性间的一些完整性约束，如函数依赖或者一些特定应用的商业规则等。数据派生和数据挖掘可以用来填充缺失值、纠正不正确的值和确定多数据源间的重复记录。比如一个有很高的置信度的关联规则可以暗示凡是违背它的数据都可能含有某些数据质量问题，需要进一步检查。

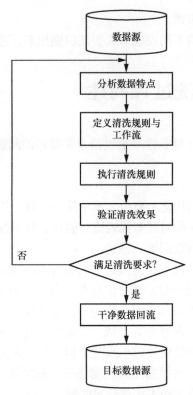

图 4-3　数据清洗的一般流程

第 2 步，定义清洗规则与工作流。根据第 1 步得到的结果来定义清洗规则与工作流等，包括确定数据源的个数、脏数据多少的程度，选择合适的检测算法、清洗策略、评估方法，需要执行的数据转换和清洗步骤等。

第 3 步，执行清洗规则。执行预先定义好的并且已经得到验证的清洗策略、转换规则和工作流等。当直接在源数据上进行清洗时，需要备份源数据，以防需要撤销上一次或几次的清洗操作。清洗时根据脏数据存在形式的不同，执行一系列转换步骤来解决模式层和实例层的数据质量问题。数据清洗一般的类型转换主要包括以下两种。

（1）对自由格式的属性字段进行属性分解，自由格式的属性字段一般包含很多信息，而这些信息有时候需要进一步分解成多个属性字段。手动处理输入和拼写错误，并尽可能地使其自动化，基于字典查询的拼写检查对于发现拼写错误是很有用的。

（2）标准化。为了使实例匹配和合并变得更方便，应该把属性值转换成一致的和统一的格式。

第 4 步，验证清洗效果。对定义的检测算法、转换规则和工作流等的正确性和效率进行验证和评估。可以在数据源的数据样本上进行清洗验证，当不满足清洗要求时，要对检测算法、转换规则、工作流或系统参数等进行调整和改进。真正的数据清洗过程往往需要多次分析、设计和验证，直到获得满意的检测算法、转换规则和工作流等。

第 5 步，干净数据回流。当数据被清洗后，干净的数据应该替换数据源中原来的脏数据，这样可以提高原系统的数据质量，还可以避免将来再次抽取数据后进行重复的清洗工作。

参考文献

[1] RAHM E, DO H H. Data cleaning: problems and current approaches[J]. IEEE Data Engineering Bulletin, 2000, 23(4): 3-13.

[2] 陈扬. 人工智能在数据清洗中的应用[D]. 上海: 上海交通大学, 2007.

[3] 叶焕倬, 吴迪. 相似重复记录清理方法研究综述[J]. 现代图书情报技术, 2010(9): 56-66.

[4] 王树鹏. 重复数据删除技术的发展及应用[J]. 中兴通讯技术, 2010, 16(5): 9-14.

[5] 覃华, 苏一丹, 李陶深. 基于遗传神经网络的数据清洗方法[J]. 计算机工程与应用, 2004, 40(3): 45-47.

[6] 孟坚, 董逸生, 王永利. 一种基于规则的交互式数据清洗技术[J]. 微机发展, 2005, 15(4): 141-143.

[7] 郝博, 王雷, 景晓东. 基于混合遗传算法优化的数据预处理组合方法研究[J]. 计算机应用研究, 2005, 22(12): 39-41.

[8] 毛国君, 段立娟. 数据挖掘原理与算法[M]. 北京: 清华大学出版社, 2005.

[9] 安淑芝. 数据仓库与数据挖掘[M]. 北京: 清华大学出版社, 2005.

[10] HERNANDEZ M A,STOLFO S J.Real-world data is dirty: data cleansing and the merge/purge problem[J]. Data Mining and Knowledge Discovery, 1998, 2(1): 9-37.

[11] LIU H, SHA S, JIANG W.On-line outlier detection and data cleaning[J]. Computers and Chemical Engineering,2004, 28: 1635-1647.

[12] HOUSIEN H I. 数据仓库中的数据清洗技术研究[D]. 长沙: 中南大学, 2013.

[13] WAND Y, WANG R.Anchoring data quality dimensions in ontological foundations[J]. Communications of the ACM, 1996, 39(11): 86-95.

[14] WANG R, STOREY V C. A framework for analysis of data quality research[J]. IEEE Transactions on Knowledge and Data Engineering,1995, 7(4): 623-640.

[15] STRONG D M, LEE Y W, WANG R. Data quality in context[J]. Communications of the ACM. 1997, 40(5): 103-110.

5.1 医疗大数据融合概述

5.1.1 数据融合的概念

大数据驱动的新型医疗服务的开展离不开多源异构医疗大数据的支撑，而数据融合是进行医疗大数据集成分析与应用的必要前提[1]。近年来，随着大数据应用场景和处理技术更趋广泛，关于数据融合的定义也得到了更新、完善。现代数据融合技术一般是指为了能够达到及时、完整与精准、正确的状态判定、身份识别、态势评估等目标，针对多源异构数据进行检测、抽取、预处理、关联、估计和整合等一系列操作的一种多层次、多角度数据处理手段与相关技术[2]。

数据融合本质上是对来自多个数据产生环境的信息进行协同处理，以达到减少冗余、综合互补和捕捉协同信息的目的，该技术已成为数据处理、目标识别、态势评估以及智能决策等领域的研究热点。对于医疗大数据处理与应用领域，数据融合是基于具体的医疗服务与应用目标，对单一来源不能完整描述研究对象特征的、数据类型与结构各异的多源医疗数据，进行一定的预处理与整合，输出更为完善、可靠、精准的描述，为后续大数据集成分析、辅助临床决策及其他医疗服务等提供基础支撑。医疗大数据融合的最终目的是将许多无序的数据进行整合，得到更多符合用户需求的信息，以更好地支撑和服务临床诊疗应用。不同的数据融合技术的操作流程不同。数据融合在医疗大数据处理与应用过程中处于承上启下的重要位置（见图 5-1）[2]。

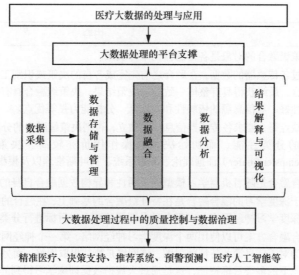

图 5-1 数据融合在医疗大数据处理与应用过程中的位置

5.1.2 数据融合的类型

数据融合是对无序、多源异构的数据进行整合,以获得更为全面、有效的数据特征,满足不同用户具体需求的过程。数据融合模型已被广泛应用于其他领域,并成为最常被其他数据融合模型所引用、改进的技术蓝本。虽然关于数据融合的基本原理大同小异,但是目前不同数据融合模型在对收集数据的抽象和整合输出结果方面往往存在差异。一般而言,根据操作级别与数据抽象层次的不同,数据融合可以分为数据级融合、特征级融合、决策级融合和混合融合(见表 5-1)[2,3]。

表 5-1 数据融合的类型

数据融合的类型	内容
数据级融合	亦称为像素级融合,即直接对未经处理的数据进行关联和融合,然后根据数据分析需求进行特征提取,能够提供较多细节信息且最大限度地保留原始数据的特征。 数据级融合受原始数据的不确定性、不完整性和不稳定性的影响较大,对传感器、通信能力、处理代价等要求较高,要求传感器是同质的且具有较高的纠错处理能力,具有融合代价高、时效性差、抗干扰能力差等缺点。数据级融合主要应用于图像分析和理解、多源图像复合、多传感器信息融合等领域
特征级融合	采用特征级融合,可以更好地进行信息压缩,相较数据级融合具有更好的实时性。 由于特征提取部分直接与决策分析相关,特征级融合在保证实时性的同时也能够最大限度地提供决策所需的事物特性信息。 但是,在特征提取时特征级融合有可能会损失部分数据,导致数据融合的结果不够精确。特征级融合常用的方法包括人工神经网络、特征压缩聚类法、卡尔曼(Kalman)滤波法等

续表

数据融合的类型	内容
决策级融合	决策级融合的对象是各传感器的个体决策。 通过各传感器的数据，在融合之前先完成各自的决策或识别工作，随后将这些决策进行融合，最终获得具有整体一致性的决策结果。决策级融合具有传输量小、容错性高、健壮性好、对信息源的依赖性和要求低、分析能力强等优点。 其缺点是，要求各传感器信息相互独立，否则决策级融合的分类性能可能低于特征级融合的分类性能，而初始决策的操作代价亦较高。决策级融合方法包括 D-S（Dempster/Shafer）证据理论、专家系统、贝叶斯推理以及模糊推理理论等
混合融合	混合融合是随着机器学习模型的灵活性和异构数据融合自身的复杂性而出现的。 基于深度学习的混合融合是在特征级融合的基础上，在融合的特征映射信息上再一次使用深度学习神经网络，实现在融合特征基础上对目标进行分类识别。 混合融合方案可以使用两个深度学习神经网络，第一个神经网络将多种信息源的数据转换为对于信息源的特征映射图，该网络是特征提取网络；而另一个神经网络融合多种信息源下的多类目标特征，这是通过大规模数据训练学习得到的[3]

5.1.3　数据融合的优势

数据融合同时利用多源异构数据来获得综合性的推断，相较单独的数据来源或决策人员所做的决策，数据融合通过信息协作获得的推断更好。数据融合的本质是通过整合来自多个数据源的信息，以减少进行决策时的不确定性，进而改善最终决策的效果。另外，数据融合还可以有效地利用数据资源之间的冗余性和补充性，从而以全局视图的方式实现最优的系统性能。多源异构数据之间往往存在不同程度的数据关联、重叠或者冲突，此时就需要使用相应的数据融合技术按照一定的规则对原始数据进行预处理、分析、融合等，在充分利用数据之间的关联且充分考虑数据各自的独特性基础上，来提高决策结果的精确度[2]。

5.1.4　大数据融合的必要性

1. 医疗大数据来源广泛

医疗大数据关联人的整个生命周期，数据来源广泛，涉及 EMR、HIS、PACS、LIS、RIS、公共卫生、慢病和死因监测、医疗保险等[4-6]。但是在数据分析反馈和辅助临床决策过程中，所利用到的研究变量只是来自数个信息系统甚至是单个信息系统的部分指标，医疗大数据蕴含的丰富信息只有有限的部分被挖掘出来加以利用，造成了很大的资源浪费。目前，医疗大数据融合针对多模态的医疗大数据进行集成整合，从多个维度进行分析，以全面地认知疾病发生的机制，更好地服务临床诊疗。

2. 医疗大数据结构多样

如上所述，由于医疗大数据来源广泛，产生自不同医疗信息系统的数据往往所遵循的信息标准不同，这就产生了形式多样的医疗数据。同时对各种类型的医疗数据进行分析，以更好地为临床诊疗服务提供证据与决策支撑已是大势所趋，而数据融合成了必由之路。

3. 海量医疗数据亟需挖掘

报告显示，在临床诊疗过程中，一张普通的计算机断层扫描（Computed Tomography，CT）图像含有约 150MB 的数据，一个标准的病理图的大小则接近 5GB，将这些数据量乘人口数量和平均寿命，估计仅一个基层医院累积的数据量就可达到 TB 级甚至 PB 级[7, 8]。海量积累的医疗大数据蕴含丰富信息，对明确疾病病因、疾病发生和发展机制、疾病早期生物标志、药物敏感性作用靶点等有重要支撑作用。深入挖掘这些医疗数据，可有效提升疾病的防诊治能力与效率，而数据挖掘的前提是对这些海量数据进行融合处理。

4. 大数据处理技术发展的未来趋势

近年来，随着计算机科学和信息处理技术的快速发展，面向多源异构数据的处理能力得到飞速提升。一个典型的例子是谷歌公司提出的云计算核心计算模式 MapReduce。MapReduce 采用"先分后合"的方式，将传统的查询、分解及数据分析等进行分布式并行处理，达到对海量数据的并行计算[9-11]。其优点是对数据的一致性要求不高，具有高扩展性和高可用性，适用于大规模结构化、半结构化和非结构化数据的混合处理。因此，利用先进的大数据处理技术，对海量医疗数据进行融合处理，进而挖掘其所蕴含的信息以辅助临床诊疗活动，成为未来重要的发展方向。

5. 新型医疗服务模式的现实需求

循证医学、精准医学等新型医疗服务模式各类业务的开展离不开对多源、多维度大数据的整合与分析挖掘。通过融合患者的就诊、用药、组学、生活习惯与环境等多模态数据，利用大数据分析技术对这些信息进行深入挖掘，可进行疾病早期生物标志物的识别与筛检、异常生理生化反应指标检测和相对精准的临床诊断，实现对具体患者的早期发现、早期治疗、个体化用药和精准健康管理等[12, 13]。

6. 精准临床诊疗决策的需求

临床诊疗决策过程需要综合考虑多方面的异构数据，并通过对多模态数据的融合处理来制定最终决策。因此，精准诊断、精准治疗、个性化用药、精准健康管理等各类医疗应用，需要对医疗大数据进行有效融合与分析挖掘，以定位病变靶点、敏感性生物标志物和药物效用靶标，面向临床医护人员提供辅助决策支持、靶向治疗、个体化用药指导、精准健康管理等信息[8, 14, 15]。

5.2 传统数据融合技术及其局限性

自从数据融合的概念诞生后，数据融合工具如雨后春笋般涌现，并得到快速发展与应用。总体来说，数据融合技术包括统计学、信号处理与估计理论等传统的方法，以及人工智能、信息论等新兴技术[2]。

5.2.1 统计学方法

1. 贝叶斯估计法

贝叶斯估计法是多源异构数据融合所使用的常规方法，它是利用概率原则组合所采集的信息并将此过程中的不确定性通过概率表示出来，然后计算在给定多源异构数据这一条件下，某个假设为真的后验概率。贝叶斯估计法要求系统的一系列决策之间相互独立，针对多模态数据源给出的属性（证据），计算每一个证据在各假设为真的条件下的概率以及各个证据的联合条件概率。然后，利用相应的贝叶斯公式即可计算出在各个证据为真的条件下，前期相关假设的后验概率。

2. 多贝叶斯方法

统计学方法应用较多的是多贝叶斯方法，它把每个数据源当作一个贝叶斯估计，然后由这些单一数据源的联合概率分布合并成一个联合后验概率分布函数，接着将由似然函数中的最小值给多个数据采集器提供融合结果，这样可有效降低部分有偏差信息的数据包对最终结果的影响[2, 16]。最后，与贝叶斯估计法类似，根据某一决策规则来确定最终的结果，较常使用的规则是取具有最大后验概率的那条决策作为系统的最优决策。

5.2.2   信号处理与估计理论方法

1. 卡尔曼滤波法

信号处理与估计理论方法较为常用的是卡尔曼滤波法。卡尔曼滤波法主要用于动态环境中多传感器信息的实时融合，它首先对数据采集器节点收集的同质化信息进行分批，然后利用一系列加权公式予以处理，使计算出的融合信息更具真实性，还可减少数据融合过程中的信息传输量，从而延长整个数据融合系统的使用周期[17, 18]。卡尔曼滤波法的核心是计算各传感器数据之间的加权平均值，在实际应用中，可通过调节各传感器的方差值来改变权值，从而得到更可靠的结果[2]。

2. 加权平均数法

加权数据融合是指对不同时间与空间的多传感器数据进行统计分析，然后利用有关数学方法或实际经验对不同的传感器数据赋予不同的权值，得到数据融合值。加权数据融合是对多源冗余信息进行加权平均，是为了得到多源数据特征的更好表达。加权平均数法是数据级融合中最简单易行的方法之一，在数据级融合中应用较为广泛，该方法将数据源所提供的一组有冗余信息的数据赋予加权系数后做加权平均的处理[2]；然后，通过综合各个证据对各决策的支持程度，得到数据融合的结果并将其作为融合值。

5.2.3   人工智能方法

近年来，随着人工智能在健康医疗领域的快速发展，其在医疗大数据融合方面的应用日趋成熟。人工智能用于数据融合的方法主要有神经网络方法、逻辑模糊法、遗传算法等。神经网络方法因为可以模拟复杂的非线性映射，且具有适应性强、运算速度快、联想性能高、自主学习和容错能力好等优点，已经能够有效适应多源异构数据的融合处理要求[2, 19]。在多传感器系统中，各数据源所提供的环境信息都具有一定程度的不确定性，对这些不确定数据的融合的过程实际上是一个不确定性推理的过程。神经网络技术通过自主学习能力，可以根据数据源之间的相似性、相关性进行一定数据处理规则和融合算法的制定，确定分类标准，获得不确定性推理机制，然后利用神经网络的信号处理和自动推理功能，实现多传感器数据融合[2, 20, 21]。

5.2.4　信息论方法

信息论方法在多源异构数据融合中应用主要是通过数理统计知识研究信息的处理和传递，典型方法包括熵方法、模糊理论、模板法、最小描述长度方法等，尤其是模糊理论较为常用[2, 22]。由模糊集理论发展起来的模糊信息处理技术能给不确定性探索和模拟人类识别机理提供一种简单、有效的手段。基于模糊集理论的多传感器数据融合方法首先利用容许函数将疏失误差数据剔除，进行数据一致性处理；然后将测量值和估计值进行模糊化处理；接着按照最近领域法计算测量值与估计值之间的模糊贴近度，利用模糊贴近度来衡量各个传感器的重要度，从而确定各个传感器在数据融合中的相应权重；最后利用融合函数进行去模糊化处理，得到最终的融合结果[22, 23]。

5.2.5　传统数据融合技术的局限性

1. 跨领域、跨学科、跨语言等问题

医疗大数据包括结构化数据、半结构化数据和非结构化数据等各种数据，这些来源不同的数据不仅以多种形式并存，还可能出现不同的语言记录方式[24]。针对这种跨领域、跨学科、跨语言的医疗大数据融合，已不是简单的知识累积或匹配融合，不但要考虑不同数据类型的具体特点，还要兼顾它们之间的差异以及处理这些差异的技术手段。

2. 数据安全与隐私保护

医疗大数据涉及患者诸多敏感信息，而数据融合需要对各种来源的医疗数据进行整合，导致不同数据间的关联更加紧密，数据指标间的关联更加清晰、符合逻辑，从而增加患者隐私暴露的风险[25]。数据融合可能会使更多的信息由于各类数据之间的逻辑关联性而无形中被牵涉、公开化，从而威胁到数据的安全性和隐私性。如何研发数据发布、交互新技术，以在最大程度保留必要信息的基础上，尽量确保数据安全与患者隐私，成为亟待解决的问题。

医疗大数据融合还面临着其他方面的挑战[25-27]。

首先，医疗大数据属于大数据范畴，区别于传统的数据融合方式，融合模式的转变使医疗大数据的融合对相应技术有了新的要求。

其次，医疗大数据融合的规模巨大，对数据融合过程的可控性、数据存储的可用性、数据处理平台的性能等要求很高。

然后，医疗大数据的一个显著的特点是多源异构，这就要求数据融合支撑平台和具体工具需要具有多协议、多标准数据传输与交换接口的兼容与集成能力，而现有数据融合技术很难满足。

接着，数据融合操作环境的维护、数据融合及后续数据处理与实际医疗应用的对接等，亦是需要关注的命题。

最后，医疗大数据融合面临的数据来源广泛，不同来源或类型的数据所蕴含的信息可能存在重复、缺失等问题，如何根据患者唯一可识别的主索引进行各类来源信息的筛选、删减和整合，成为需要重点考虑的问题。

5.3   面向医疗大数据的数据融合

5.3.1   数据融合的原理

面向医疗大数据的数据融合本质上是通过一系列技术手段对多源异构医疗数据的协同处理，以减少冗余、综合信息、互补不足、汇集证据等，达到捕捉完整信息、高效协同挖掘数据内容的目的，最终促进大数据集成分析和医疗服务实践。数据融合技术目前已成为医疗大数据处理、疾病特征识别、健康风险评估、个性化医疗服务和医疗人工智能等领域的研究热点。数据融合的一般思路是：首先对采集的多源异构目标数据进行检测与配准，提取特征信息；接着对识别的特征进行选择或转换处理；然后关联或合并目标特征，融合成具有多模态特征的目标信息[2, 28]。本章将面向医疗大数据的数据融合步骤概括如下[29]。

（1）**收集和检测目标数据**。根据医疗服务实践的具体数据需求，有针对性地采集不同来源和结构类型的医疗数据，并对采集的数据进行初步检测与评估，辅助制定数据融合的相关步骤、内容与标准。

（2）**特征提取**。选择最能代表和描述采集数据目标特征的变量，进行特征指标相关数据信息的提取。

（3）**模式识别与处理**。通过对特征变量的识别和转换处理，整合成关于目标及其特征信息的说明数据集。

（4）**关联**。基于唯一标识的主索引，将关于目标说明的数据集按照同类、同质的要求进行分组。

（5）**合成**。采用数据融合算法对具体的目标及其特征进行整合，确保目标能够达到解释与描述的一致性，以满足不同医疗服务与应用的需求。

5.3.2   数据融合的一般步骤

如图 5-2 所示，数据融合系统一般由数据源层、计算层、数据层、分析层等数据处理层次构成，这也是数据融合的一般步骤。数据源层主要向上层模块提供结构化、半结构化和非结构化的多源健康医疗原始数据，是数据融合的信息来源。计算层主要是对多源异构医疗数据进行清洗，自然语言处理（Natural Language Processing，NLP），字段标签分类和映射、数据聚类与标准化处理、多源信息整合与分析等后结构化提取，医学专家标注、无序抽样质控等医学指标标注，以及数据存储与必要的计算，涉及数据仓库、分布式文件系统、分布式计算框架以及数据挖掘引擎等层面的技术。数据层涵盖 SQL 数据库系统、NoSQL 数据库系统、数据缓存系统等，SQL 和 NoSQL 数据库系统用于实现关系数据库和非关系数据库的存储、访问与检索，而数据缓存系统用于进行基于缓存的数据计算。这些功能的实现需要数据层的数据服务接口、数据资源目录、资源服务总线、应用服务接口等数据服务模块予以支撑。分析层包括 OLAP 引擎、语义层和数据预处理等模块，OLAP 引擎可对医疗大数据进行联机分析处理，而语义层可进行报表的开发与可视化，实现数据分析与患者画像的功能。在整个数据融合处理过程中，通过患者唯一标识和逻辑关联的主索引，将数据安全与患者隐私保护贯穿始终[29]。

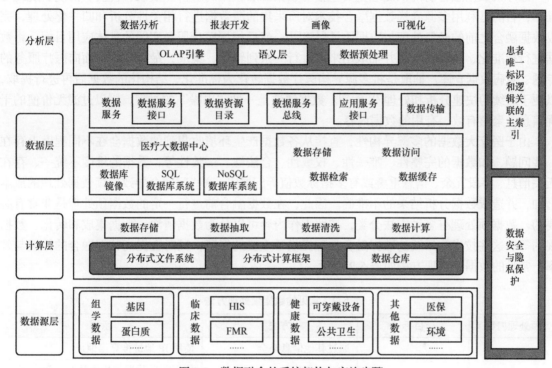

图 5-2　数据融合的系统架构与实施步骤

　　针对医疗大数据的数据融合在各个系统层次均可进行。首先在计算层，通过分布式数据库技术对数据源层的多源异构医疗数据进行底层的融合与初步信息特征筛选；接着在数据层，通过路由协议减少特征数据的传输量，进行特征级融合；最后在分析层进行决策级融合，减少媒体访问控制（Medium Access Control，MAC）链路的负荷，同时通过一一对应和唯一标识的患者主索引来保障数据的逻辑性、完整性[2, 19, 21, 30]。医疗大数据融合的目的是为大数据集成分析与医疗应用做准备，宜基于医疗服务目标进行数据的针对性抽取、预处理及融合。

5.4　医疗大数据融合的关键技术

5.4.1　数据预处理

　　医疗大数据分布离散、来源广泛，涉及不同的数据产生环境，数据量巨大，数据类型复杂，包含结构化、半结构化和非结构化数据，并且原始数据的质量参差不齐[6]。这些问题会造成后期数据分析和处理的成本增加、决策不准等，给数据融合处理带来不小挑战，也使在数据融合之前进行一定的数据预处理成为必要的步骤。

医疗大数据融合前的预处理主要包括对数据源层数据的解析、抽取、转换、清洗、规约等操作，目的是利用多源异构数据融合技术对所采集的源数据进行相关性分析和归一化处理，完成数据融合之前的必要处理与数据质量保障[31]。然后根据医疗服务实践的具体应用目标，将数据进行标准化、结构化处理并抽取出来，进行一系列转化、集成，最后装载到面向医疗服务的专题、专病数据仓库。抽取是将多源异构医疗数据转化为标准化、结构化的数据后再进行提取，以便于后续的快速分析和处理[21, 31, 32]。数据清洗是一种"去噪"的过程，用以过滤无价值的干扰信息，聚焦有效、有用的数据内容。

由于医疗大数据的多源异构性，直接从各数据产生环境收集到的数据会在不同程度上存在一些问题，如数据的完整性、唯一性、权威性、合法性、一致性等，数据的维度不统一、存在无关信息、字段冗余、信息重叠或有多指标数值等问题[2]。这些问题会导致后续数据处理的成本增加，并造成数据分析结果的不准确。因此，在数据融合前进行一定的数据预处理是非常有必要的。数据预处理有多种方法分类，按照工作内容可以分为数据清洗、数据集成和转化、数据规约等，这些技术为后续的数据融合处理提供了重要的保障，同时会提高数据融合的性能与效率。常见的数据预处理方法如表 5-2 所示。

表 5-2   常见的数据预处理方法[2]

预处理内容	目标	方法	示例
数据完整性	填充缺失数据	通过其他信息补全	使用 IP 地址推算出地址
		通过前后数据补全	使用前后数据的均值补全时间序列的缺失值
		缺失值过多	使用平滑等处理，如滑动窗口
		设置默认值	数据缺失时用默认值填充
		无法补全	剔除数据，但保留不删除
数据唯一性	去除重复记录	按主键去重	用 SQL 或脚本语言去除重复记录即可
		按规则去重	编写一系列规则，对重复情况复杂的数据进行去重
数据权威性	用权威的渠道数据	设定数据源级别	按权威级别或按权值来划分
数据合法性	设定判定规则	按照判定规则剔除违规数据	对字段类型、字段内容、警告规则等进行设定
		离群值通过人工特殊处理	通过分箱、聚类、高斯混合模型等方式发现离群值

续表

预处理内容	目标	方法	示例
数据一致性	使数据的特性保持一致或数据间的逻辑关系正确	具体问题具体分析	度量单位不一致：建立数据体系、统一维度单位等
			维度不一致：降维方法包括主成分分析法、随机森林等；抽象方法包括汇总、离散化等
			数据差异大：Min-Max 标准化、Z-Score 标准化等

1. 数据填充方法

一般来说，在数据融合过程中，针对缺失数据的处理方法有 3 种，即删除、填充和不予处理。数据填充方法大体上可以分为两种，一种方法是数据处理人员或领域内的专家根据已有的经验或知识手动地在缺失数据的部位填充合理的预期值；另一种方法是依据统计学原理，根据现有数据的分布特征和规律来填充数据，比如填充某个默认值或移动平均值。

2. 特征降维方法

特征降维是为了降低数据融合过程中的算法开销，让数据变得更加容易被处理，并让更重要的特征信息能够明确地显现出来。降维处理是数据融合行之有效的方法。以主成分分析（Principal Component Analysis，PCA）为例，PCA 降维的主要原理是利用协方差度量属性之间的相关性，最后达到各个属性维度之间线性无关的目的。PCA 的算法步骤如下。

（1）初始化矩阵 X_{nm}，表示 n 个 m 维的属性，将数据进行去均值处理，并根据条件有必要的话再进行归一化处理。

（2）计算协方差矩阵以及协方差矩阵的特征值和特征向量。

（3）将特征向量按照对应的特征值从大到小排列，选择前 K 个特征向量组成投影矩阵 P。

（4）$Y=PX$ 就得到降维到 K 维后的矩阵。

5.4.2　不同类型数据的处理

数据预处理是数据融合过程中必不可少的环节。采集所得的多源异构医疗原始数据经过一系列的预处理后，方可作为数据融合的数据源，而且预处理后的数据的质量直接影响数据融合的结果和所获得信息的可靠性。一个高质量的数据预处理结果不仅能够使数据融合的结果更加准确，还可以提高数据融合速度。在实际数据融合过程中，面对不同的问题和数据类型需要有不同的解决方法。如表 5-3 所示，针对不同类型数据，需要采用不同的处理方法对医疗大数据进行融合前的预处理[29]。

表 5-3　不同类型数据的处理

处理方法	不同类型数据		
	临床数据、心电数据	影像数据	组学数据
Hadoop+MPP 集群	Hadoop：数据整合、清洗、治理、转结构化。MPP：应用数据集市，交互式数据分析	影像数据保存在 HBase 集群，海量影像数据集中存储后的快速调阅。深度学习集群提取出的影像特征和临床数据在 Hadoop 集群进行整合	① 基于 Spark 并行计算框架的处理加速。② 通过工作流整合基因分析全流程(Spark 并行+HPC 胖节点计算)。不是所有分析步骤都能进行并行处理。③ 提取出的基因变异等信息和临床数据整合研究，构建临床与组学数据统一的数据仓库，生成疾病表型-基因数据队列
深度学习集群	半结构化文本数据转换为结构化数据	影像数据分析。数据保存在 NAS 集群（或 HBase 集群）。基于深度学习集群进行分析	N/A
HPC 集群	N/A	N/A	初期：以 HPC 集群为主，HPC 集群安装及开源分析软件部署后即可快速开展工作，组学数据保存在 NAS 集群中，后续通过工作流整合基因分析全流程（Spark 并行+HPC 胖节点计算）

注："N/A" 指暂未应用。

5.4.3　OLAP 引擎

OLAP 是共享多维信息的、针对特定问题的联机数据访问和快速分析软件技术。它通过对信息的多种可能的观察形式进行快速、稳定、一致和交互性的存取，允许决策人员对数据进行深入观察。用于决策的信息一般是多维数据，多维数据即决策的主要内容。OLAP 专门设计用于支持复杂的分析操作，侧重基于多源数据的融合对决策人员和高层管理人员的决策支持，可以根据分析人员的要求快速、灵活地进行医疗大数据的复杂查询处理，并且以一种直观、易懂的形式将查询结果提供给决策人员，以便他们准确掌握研究目标的实际状况，了解对象的需求，制定正确的方案[29]。

OLAP 具有灵活的分析功能、直观的数据处理和分析结果可视化呈现等突出优点，从而使用户对基于多源异构医疗数据的分析变得轻松而高效，以利于迅速做出正确判断，辅助医疗大数据的分析与实践应用。它可以用于证实人们提出的复杂的假设，其结果是以图形或者表格的形式来表示对信息的整合与总结。

5.4.4 D-S 证据理论融合技术

D-S 证据理论属于人工智能范畴，最早应用于专家系统中，具有处理不确定信息的能力。D-S 证据理论是由登普斯特（Dempster）于 1967 年最先在他发表的论文 "Upper and Lower Probabilities Induced by a Multivalued Mapping" 中提出，又由他的学生谢弗（Shafer）于 1976 年进一步发展起来的一种不精确推理理论。

D-S 证据理论通过构造一个概率值来表示证据对某个命题的信任程度，然后在证据的基础上构造出关于"该假设为真"这一命题的信任程度，如此，可以在数据融合过程中保持证据的客观性的同时兼顾证据的主观性[2]。D-S 证据理论是将"不确定因素"放在重要位置，它通过对无法给出确定答案的问题进行建模和推理，然后建立信任函数，而不是追求精确的概率，即采用信任度而非概率去度量，这就为融合医疗领域中的不确定信息提供了新的思路与手段。

D-S 证据理论的操作步骤与思路主要包括建立识别框架、进行初始信任分配、计算所有命题的信任度、合成证据、进行决策等[2, 3]。

5.4.5 基于深度学习的多源异构数据融合

最近发展起来的深度学习在目标深层特征提取方面表现优异。深度学习概念源于人工神经网络，通过组合低层特征形成更加抽象的高层表示属性或特征，以发现数据的分布式特征表示[3]。深度学习采用了与人工神经网络相似的分层结构，深度学习系统包括由输入层、隐藏层（多层）、输出层组成的多层网络，只有相邻层节点之间有连接，同一层以及跨层节点之间互不连接。

基于深度学习提取选择目标高层特征具有表征性强、语义性好的特点。如前所述，基于数据融合的基本原理和对输入信息的抽象以及融合输出结果的不同，数据融合模型按照数据抽象的层次可分为数据级融合、特征级融合、决策级融合和混合融合[3]。混合融合是随着机器学习模型的灵活性创新应用和多源异构数据融合自身的复杂性而提出的。

1. 基于深度学习的数据级融合

数据级融合在医学影像数据中又被称为像素级融合，具有同一目标且在同一时间、空间条件下的多种传感器的异质数据可以通过数据级融合得到异质融合信息，对于多类目标在变换的时间、空间条件下获得的大规模异质数据可以融合出大量异质融合信息。基于深度学习的数据级融合是以这些异质融合信息作为训练样本的，通过深度神经网络训练，能识别出在异质融合信息中目标的神经网络模型，获得目标最终的分类识别结果。数据级融合方法的优点在于信息丢失少、流程简单。神经网络仅对异质融合信息进行学习，训练后的神经网络根据所给的待检测数据源情形，既可以从 2 种或 3 种异质融合信息中检测识别目标，也可以从原始的异质数据中检测识别目标。

2. 基于深度学习的特征级融合

基于深度学习的特征级融合是将深度神经网络最后一层的特征映射图进行融合，获得融合特征映射信息后再进行目标分类识别。例如，深度卷积神经网络，在每次的卷积层后都能获得一层特征映射图。大量异质原始数据经过神经网络多次的前馈、后向传播迭代，会得到达到既定门限要求的神经网络模型。然后在测试中，向神经网络模型输入不同异质数据，对应各种异质数据的神经网络模型最后一层特征映射关系进行特征融合，获得融合后的特征映射信息，再进行全连接层处理，最终得到对目标的分类识别结果[3]。

3. 基于深度学习的决策级融合

基于深度学习的决策级融合是对每一种医疗数据源训练一种深度神经网络，每种深度神经网络都能对多类目标做出分类识别决策。然后对这些决策进行融合，获得最终的目标分类识别结果。各种数据采集设备得到的数据源对所指定的几类目标可采用不同架构的深度神经网络进行训练，网络层数、神经元的连接函数、连接方式以及最后的表征目标类别的向量维数等都可以不同，但最后决策的表征应该归一化，以便于融合。需要注意的是，此类医疗数据整合方法对每一种数据源的信息采用一个独立的深度神经网络结构，多种大规模神经网络占用大量运算资源和存储空间，因此对硬件设备要求较高。

4. 基于深度学习的混合融合

基于深度学习的混合融合方案会将每类目标的多种数据源特征映射图通过类似于数据级融合的操作处理一遍。因为每个特征映射图都是由多维、小尺度的序列特征映射子图构成的，实际上目标特征被分解成小特征，然后进行特征融合。

基于深度学习的混合融合结构考虑了各个层次之间的互联和反馈，将数据级、特征级与决策级融合结合起来，极大地提高了融合系统的效率和性能。混合融合还可以弥补单层次信息融合处理极易受到的信息丢失、信息不完整、信息不确定性等因素影响，从而提高融合系统的健壮性。

5.5　医疗大数据融合的应用实践

近年来，随着医疗大数据分析与应用的快速发展，作为大数据分析应用必由之路的数据融合技术在健康医疗领域越来越受到重视。姜建华等人[33]在三角模糊数的多模态数据统一量化表示方法基础上，设计了一种数据融合算法，可以支持多用户决策，有效解决多源异构数据的异构性、模糊性等问题，保证多用户决策结果的可靠程度。针对国内临床诊疗信息与组学数据的各自运维、离散分布、缺乏整合协作等问题，高东平等人[21]设计了一种支持分布式采集、存储、索引和利用多中心临床诊疗与生物样本信息的协作网络系统，解决了融合多源异构临床诊疗信息、组学数据的瓶颈，为大数据集成分析与各类医疗服务应用奠定了基础。结合深度学习模型和影像数据深度融合学习模型，针对多源异构影像数据的融合问题，惠国保[3]构建了一种泛化性强的、面向医疗影像数据的深度学习数据融合模型，将深度特征学习技术运用到影像数据的提取、融合和挖掘。为提高数据的丰富度、准确性、置信度和可靠性，贺雅琪[2]提出了一种基于 D-S 证据理论的加权模糊调节型的数据融合框架，结果显示具有比传统数据融合模型更好的应用效果。

5.6　医疗大数据融合的支撑要素

（1）**制度保障**。多源异构医疗大数据的高效率、高质量融合离不开政策的推动和支撑，医疗领域数据融合支撑政策体系的构建需从国家顶层设计和制度层面予以支持，尤其是新型医疗服务如精准医疗、医疗人工智能等相关法规和标准体系的建设、医疗数据资源的开放共享等，以保障数据融合支撑政策的顺利制定、平稳实施。

（2）**技术保障**。数据融合支撑政策涉及数据传输标准、数据安全、隐私保护、融合技术等领域，因此，在制定支撑政策时，将技术层面的因素纳入考量，显得尤为必要。

（3）**人才保障**。遴选国际人才，培养本土人才，依托国家和地方人才培育计划，科学规划、整体推进，为实现人才支撑医疗数据融合落实及其相关政策的制定与实施，谋篇布局，奠定人力资源保障基础。

（4）**监管管理**。建立由第三方参与的医疗大数据融合过程与质量的监管体系，做到合理、透明、公开、公正，保障医疗大数据融合与分析应用工作的有序推进。

参考文献

[1]　高景宏, 翟运开, 何贤英, 等. 面向精准医疗的大数据采集及其支撑要素研究[J]. 中国卫生事业管理, 2020, 37(6): 405-407, 425.

[2]　贺雅琪. 多源异构数据融合关键技术研究及其应用[D]. 成都：电子科技大学, 2018.

[3]　惠国保. 一种基于深度学习的多源异构数据融合方法[J]. 现代导航, 2017, 8(3): 218-223.

[4]　陈敏, 刘宁. 健康医疗大数据发展现状研究[J]. 医学信息学杂志, 2017, 37(2): 46-48.

[5]　俞国培, 包小源, 黄新霆, 等. 医疗健康大数据的种类、性质及有关问题[J]. 医学信息学杂志, 2014, 35(6): 9-12.

[6]　曲翌敏, 江宇. 健康大数据的来源与应用[J]. 中华流行病学杂志, 2015, 36(10): 1181-1184.

[7]　许培海, 黄匡时. 我国健康医疗大数据的现状、问题及对策[J]. 中国数字医学, 2017, 12(5): 24-26.

[8]　石乐明, 郑媛婷, 苏振强, 等. 大数据与精准医学[M]. 上海：上海交通大学出版社, 2017.

[9]　吴亚坤, 郭海旭, 王晓明. 大数据技术研究综述[J]. 辽宁大学学报(自然科学版), 2015, 42(3): 236-242.

[10]　苏金树, 李东升. 大数据的技术挑战与机遇[J]. 国防科技, 2013, 34(2): 18-23.

[11]　戴明锋, 孟群. 医疗健康大数据挖掘和分析面临的机遇与挑战[J]. 中国卫生信息管理杂志, 2017, 14(2): 126-130.

[12]　李学龙, 龚海刚. 大数据系统综述[J]. 中国科学：信息科学, 2015, 45(1): 1-44.

[13] 代海. 健康医疗大数据的现状与挑战[J]. 医院领导决策参考, 2015(19): 1-3.

[14] 詹启敏, 张华, 陈柯羽, 等. 精准医学总论[M]. 上海: 上海交通大学出版社, 2017.

[15] 范美玉. 基于大数据的精准医疗服务模式研究[D]. 武汉: 华中科技大学, 2016.

[16] 赵汉青, 王志国. 论中医药多源异构大数据融合方法研究的意义[J]. 中医学, 2018, 7(5): 282-285.

[17] 凌云. 基于物联网的异构传感数据融合方法研究[J]. 计算机仿真, 2011, 28(11): 138-140.

[18] EVENSEN G. The ensemble kalman filter: theoretical formulation and practical implementation[J]. Ocean Dynamics, 2003, 53(4): 343-367.

[19] BENKE K, BENKE G. Artificial intelligence and big data in public health[J]. Int J Environ Res Public Health, 2018, 15(12): 2796.

[20] 字云飞, 李业丽, 孙华艳. 基于深度神经网络的个性化推荐系统研究[J]. 电子技术应用, 2019, 45(1): 20-24, 28.

[21] 高东平, 王士泉, 戴阿咪. 融合临床与组学数据的重大疾病生命组学协作网络平台建设初探[J]. 中国数字医学, 2017, 12(8): 38-41,84.

[22] 杨国宁. 基于模糊集与统计理论的多传感器数据融合算法研究[D]; 太原: 太原理工大学, 2013.

[23] 韩峰, 朱镭, 智小军. 基于模糊理论的多传感器数据融合测量[J]. 应用光学, 2009, 30(6): 988-991.

[24] CIRILLO D, VALENCIA A. Big data analytics for personalized medicine[J]. Current Opinion in Biotechnology, 2019, 58: 161-167.

[25] 孟小峰, 杜治娟. 大数据融合研究: 问题与挑战[J]. 计算机研究与发展, 2016, 53(2): 231-246.

[26] MIOTTO R, WANG F, WANG S, et al. Deep learning for healthcare: review, opportunities and challenges[J]. Briefings Bioinformatics, 2017, 19(6): 1236-1246.

[27] CHING T, HIMMELSTEIN D S, BEAULIEU-JONES B K, et al. Opportunities and obstacles for deep learning in biology and medicine[J]. J R Soc Interface, 2018, 15(141): 20170387.

[28] 陈敏, 刘宁. 医疗健康大数据发展现状研究[J]. 中国医院管理, 2017, 37(2): 46-48.

[29] 高景宏, 赵杰, 李明原, 等. 面向精准医疗的多源异构数据融合技术研究[J]. 医学信息学杂志, 2021, 42(05): 69-74.

[30] LU G, KRISHNAMACHARI B, RAGHAVENDRA C S. An adaptive energy-efficient and low-latency MAC for data gathering in wireless sensor networks[J]. Wireless Communications & Mobile Computing, 2010, 7(7): 863-875.

[31] 程运平. 医院数据分析与挖掘的研究与实现[D]. 西安: 西安电子科技大学, 2015.

[32] KIMBALL R, CASERTA J. The data warehouse ETL toolkit: practical techniques for extracting, cleaning, conforming and delivering data[M]. John Wiley & Sons, 2004.

[33] 姜建华, 洪年松, 张广云. 一种多源异构数据融合方法及其应用研究[J]. 电子设计工程, 2016, 24(12): 33-36.

数据挖掘篇　　第 3 部分

第 6 章

医疗大数据挖掘概述

6.1 医疗大数据挖掘的相关概念与意义

6.1.1 医疗大数据挖掘的基础知识

1. 医疗大数据挖掘的概念

自第一届知识发现和数据挖掘国际学术会议于 1995 年在加拿大召开，与会者把数据库中的"数据"比喻成矿床，"数据挖掘"一词很快就流行开来，逐渐被广泛使用。数据挖掘（Data Mining）的概念源于知识发现（Knowledge Discovery in Database），它是从数据库中识别出有效的、新颖的、潜在有用的并且最终可理解的知识和知识的非平凡过程[1]。知识发现与数据挖掘这两个术语的范畴和使用界限一直模糊不清，知识发现研究领域的知名学者法耶兹（Fayyad）、皮亚特斯基-夏皮罗（Piatetsky-Shapiro）和史密斯（Smyth）就两个术语的关系做了如下阐述：知识发现是数据库中知识发现的全过程，而数据挖掘只是全部过程中的一个特定步骤。从广义上讲，数据、信息也是知识的表现形式，但是在数据挖掘领域里，人们更多地把概念、规则、模式、规律和约束等看作知识，而把数据看作形成知识的源泉，就像从矿石中采矿或淘金一样。有些学者把数据挖掘叫作数据抽取、数据考古、数据捕捞。

医疗大数据挖掘，就是将数据挖掘技术应用于医疗大数据领域，可以理解为对医学方面的大数据进行挖掘。收集、整理与分析海量医学数据，探寻蕴含在其中的隐性知识，能够对医学研究、临床护理、疾病诊疗等方面的发展产生巨大推动作用。另外，还能够实现对民众健康状况的密切监测，从中分辨出疾病高危人群，对疾病发展走向做出精准预测，从而为制定公共卫生政策提供支持。

2. 医疗大数据挖掘的特点

首先，需要明确大数据挖掘不同于传统数据挖掘，其有独特的特点，它们的区别如表 6-1 所示。

表 6-1 大数据挖掘与传统数据挖掘的区别

内容	传统数据挖掘	大数据挖掘
样本量	少量样本数据	分析与研究事物有关的所有数据，研究样本量趋于总体数量
事物间的关系	遵循事物间的因果关系	寻找事物间的相关关系
目标	追求绝对的准确性	追求效率和趋势
挖掘方式	采集方法、内容分类等已存在既有规则，方法论完整	挖掘新鲜事物，未形成清晰的方法、路径及评判标准

而医疗数据的挖掘与其他类型数据的挖掘相比，同样具有其自身的独特性。首先，由于医学数据不可避免地涉及患者的一些隐私信息，有些隐私涉及伦理甚至法律问题。医学数据挖掘者有义务和职责在保护患者隐私的基础上进行科学研究，并且确保这些医学数据的安全性和机密性。其次，医学数据挖掘是以治愈患者为直接目的的，而处理是以寻找某种疾病的一般规律为目的的，关于一种疾病不可能有完整的全部信息，许多医学信息的表达记录本身就有模糊的特点。此外，人为因素也可能导致数据记录的偏差和残缺，如病情叙述主观性较强。这些因素都导致了医学数据挖掘的不完整特性。此外，医学大数据挖掘具有动态性，有时候也称医学大数据挖掘的时间性，指数据与时间密切相关，如不同疾病的发病季节有着显著特征，医学上的心脑电图、心率、血压等都是与时间密切相关的函数。

3. 医疗大数据挖掘的元素

医疗大数据挖掘技术比较关键的元素分别是数据、算法和知识。

（1）数据是基础。数据的采集方式有很多，不同行业的数据来源也不尽相同，选择与课题相适应的数据采集方式很重要。例如，中药材数据采集就需要实地考察，除了采集药材以外还需要采集土壤；临床医疗数据需要结合医疗信息系统，包括 HIS、LIS、PACS 等，按照医疗健康知识相关标准提取结构化字段；对于电子病历中的病人主诉和病史等非结构化文本数据，应采用自然语言处理技术进行解析，识别出文本中的实体、属性和关系等信息，再进一步转换成结构化数据。如图 6-1 所示，以主诉"高处摔伤致右肘部疼痛伴活动受限 8 小时"为例。首先找到数据的实体及对应实体的标注，包括诱因、器官、症状、时间；然后根据不同实体间的关系进行相应语义关系标注，如活动受限与疼痛的关系是伴随症状、右肘与疼痛的关系是症状发生部位、疼痛诱因是摔伤等。

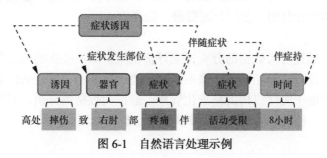

图 6-1 自然语言处理示例

（2）算法是手段。算法可以找到数据中的规律，并将复杂的数据关系用人脑可理解的形式表现出来。例如，聚类分析在物种遗传多样性的研究中起到关键作用，通过聚类树、聚类图、遗传系数的分析可以得到物种亲缘关系、遗传差异性、遗传方向性等信息。传统挖掘算法有分类、聚类、预测、关联规则等，这些算法在分析医疗大数据时依然可以使用，但是由于大数据的规模大且体量增长快速，传统挖掘算法的效率有时很低，而且在处理非结构化和半结构化复杂数据时面临一定困难。而新兴的算法如网络爬虫、云计算等的效率更高，应用范围更广，处理实时且快速。

（3）知识是目的。医疗大数据挖掘技术的最终目的是获取数据中的相关知识，知识的表现形式常有文字、图片、表格等。选择最直观的、涵盖消息最多的表现形式有利于人脑的理解与分析，如使用医疗知识图谱展示临床症状、药物治疗、手术治疗、影像学检查、多发群体等常见关系类型。

6.1.2   医疗大数据挖掘的意义

1. 为临床实践提供参考

医疗大数据挖掘技术的有效应用能够对患者电子健康信息及相关的各类信息进行查询、挖掘，按照一定规则将信息结合在一起，从大量的患者相关的数据当中挖掘到具有较高应用价值的数据，从而构建临床决策支持系统，辅助医师了解患者临床实际情况，以便医师制定出科学个性化的、有效的、合理的治疗方案，对患者进行有针对性的治疗，大幅度提高患者治疗的安全系数、降低医疗成本，也为今后医疗机构的循证临床实践提供参考，优化医疗方案。

2. 提供管理决策支持

医疗大数据挖掘与分析的实施对医疗效率的提升与临床质量管理具有重要意义。一方面，通过对医疗信息系统的大数据分析，能够帮助管理者全面了解医疗机构存在的缺陷，通过建立临床信息数据库，也能为患者临床安全提供保障。另一方面，数据挖掘能够大体发现不同治疗方案所需要的时间，进而确定医师对患者的就诊时间，基于此，合理地规划和安排患者就诊时间，能够避免患者长时间占用床位和造成资源浪费现象发生，也能够降低不必要的经济损失。

3. 提高财务管理效率

目前医疗机构主要是通过上级对医疗机构的检查发现财务上的漏洞，这种方式不仅耗费时间，还会使财务出现更大的误差。通过对财务相关数据进行深入的挖掘与分析，能够快速且有效地查找出医疗付费过程中存在的漏洞或者问题，以便医疗机构进一步调整医疗付费流程，大幅度节省审查时间和审计费用，合理分配资源，提高收入。

4. 预测分析

在医疗机构中，通过对大数据的分析建立评价模型，对一些疾病的转归进行预测有非常重要的作用。大数据的预测功能能够对未来疾病的趋势进行预测，让过去的数据为未来的疾病诊疗提供参考。这也有助于医疗机构的精准化管理。通过大数据的分析，对病人的二次住院能够降低病情的不确定性，使医护人员工作效率提高，也能降低医疗风险。

6.2 医疗大数据挖掘的原理与应用

6.2.1 医疗大数据挖掘的核心技术

医疗大数据挖掘是伴随计算机发展而来的一门新兴技术，涉及的学科领域和方法很多，汇集了来自统计学、机器学习、模式识别、数据库技术、信息检索、网络科学、人工智能、高性能计算和数据可视化等各学科的成果。多学科技术的相互交融和相互促进，相互依赖又互不相同，使得数据挖掘这一学科蓬勃发展。数据挖掘核心技术主要包括统计学方法、人工智能方法、数据库方法、信息检索和可视化方法等。其中，统计学方法有回归分析、判别分析等；人工智能方法有机器学习方法（常用自然语言处理技术、专家系统、模式识别等）和神经网络方法（常用前向神经网络、自组织神经网络等）等；数据库方法包括基于可视化的多维数据分析或 OLAP 方法等。SAS EM、Modeler、K-Miner、Tempo 等数据挖掘软件均提供了各类可视化模块。医疗大数据挖掘的核心技术如图 6-2 所示。下面就医学统计学、医学人工智能、数据库技术和医学信息检索进行简单介绍。

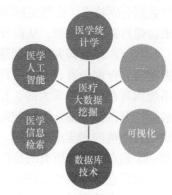

图 6-2 医疗大数据挖掘的核心技术

1. 医学统计学

医学统计学是以医学理论为指导，运用统计学原理和方法研究医学领域的数据的收集、分析、解释和表示。数据挖掘与统计学具有天然的联系。数据挖掘不是为了替代传统的统计分析方法而出现的。相反，它是统计分析方法的延伸和扩展。数据挖掘就其算法本身，很大一部分可以从数理统计中获得理论解释，但作为一个整体的研究方向，应该从计算机的层面进行全局的考虑，即从系统的角度分析，数据挖掘是面向应用的。医学统计学主要目的是通过对已发生的事件进行分析，对未来事件发生的可能性做出统计推断，也就是预测。大数据挖掘的目的亦是从复杂医学数据池中发现新的模式和知识，挖掘得到有价值的新信息，并指导实践。

在数据挖掘中使用统计学方法并不简单。大多数的统计分析技术都基于完善的数学理论和很高的计算复杂度，预测的准确度还是令人满意的，但对使用者的要求很高。一个巨大的挑战就是将统计学方法应用于大型数据集，因为应用于分布在多个逻辑或物理站点上的大型数据集时，需要小心地设计和调整算法，以降低计算开销。

2. 医学人工智能

医疗大数据挖掘的核心技术便是融合人工智能与机器学习技术，挖掘人的生命和疾病现象及本质规律，也经常被称为医学人工智能。机器学习属于计算机和统计学交叉学科，核心目标是通过函数映射、数据训练、最优化求解、模型评估等一系列算法实现让计算机拥有对数据进行自动分类和预测的功能。机器学习领域包括很多种类的智能处理算法，分类、聚类、回归、相关分析等每一类中都有很多算法进行支撑，如支持向量机、神经网络、逻辑回归、决策树、贝叶斯网络、随机森林、判别分析等。医疗大数据挖掘利用了人工智能领域，尤其是机器学习方面的研究成果，数据挖掘的核心技术可以说是机器学习，这两门学科都致力于模式发现和预测。数据挖掘与机器学习有许多相似之处。对于分类和聚类任务，机器学习研究通常关注模型的准确率。除准确率之外，医疗大数据挖掘研究非常强调挖掘方法在大数据上的有效性和可伸缩性，以及处理复杂医学数据的方法，以开发新的、非传统的方法。

数据挖掘强调算法对大数据量的适应性，算法必须对记录为数十万条及以上的数据集有很好的性能；周期性更新的数据集需要考虑能对这些增量数据进行处理而不用从头计算一次；数据挖掘还需考虑如何处理数据集体积大于内存容量的问题和并行处理问题。

3. 数据库技术

很多大中型医院相继建立了自己的 HIS，随着 HIS 的应用和不断发展，数据库中的数据量迅速膨胀，数据库规模逐渐扩大，复杂程度日益增加。尽管积累了大量的业务数据，真正能将这些数据的价值挖掘出来并运用到医院的临床辅助诊断和日常管理决策中的却很少。利用前沿的数据仓库技术，根据实际需求，从医院海量信息数据库中分析、提取，进行有效的数据组织，来构建数据仓库模型，从而开展数据挖掘，对全方位医疗管理决策是必要的。

数据库系统研究关注创建、使用和维护数据库。特别是数据库系统研究者们已经建立了数据建模、查询语言、查询处理与优化方法、数据存储以及索引和存取方法的公认原则。数据库系统因其在处理非常大的、相对结构化的数据集方面的高度可伸缩性而闻名。数据仓库是为了数据挖掘做预准备，数据挖掘可建立在数据仓库之上。数据挖掘成功的关键之一是能够访问正确的、完整的和集成的数据。这也是对数据仓库的要求。数据仓库不仅是集成数据的一种方式和一个焦点，而且所有的数据仓库的解决方案都源自和依赖数据源部件的质量和效果。

数据仓库集成的、随时间变化的、稳定的、面向主题的特点为数据挖掘提供了坚实的数据基础。许多数据挖掘任务都需要处理大型数据集，甚至是处理实时的快速流数据。因此，数据挖掘可以很好地利用可伸缩的数据库技术，以便获得在大型数据集上的高效率和可伸缩性。此外，数据挖掘任务也可以用来扩充已有数据库系统的能力，以便满足高度复杂的数据分析需求。

4. 医学信息检索

医学信息检索主要研究和利用计算机、通信等信息技术处理生物医学数据、信息、知识的存储、组织、检索与优化等一系列医学信息管理任务，辅助医学领域的科研与实践，提高解决问题和制定决策的科学性、及时性和可靠性。信息检索是根据所需的信息需求与存储在数据库中的信息进行比较和选择，即匹配的过程。例如，使用医学数据库管理系统查找个别记录，或通过互联网的搜索引擎查找特定的互联网医疗页面并检索出相关的信息，则是信息检索领域的任务。但并非所有的信息发现任务都被视为数据挖掘。信息检索可能涉及使用复杂的算法和数据结构，但是它们主要依赖传统的计算机科学技术和数据的明显特征来创建索引结构，从而有效地组织和检索信息。面对医疗领域复杂和多样化的信息需求，医学信息检索能够帮助医生与患者获取所需的知识和信息，在实际应用中发挥着越来越重要的作用。

近年来，数据挖掘技术的发展推动了面向医疗大数据的知识发现，被用来增强信息检索系统的能力。但随着医疗信息化的发展，智能医疗、数字医疗、卫生保健系统等应用的快速增长，大量文本和医学图像数据日益累积并且可以联机获得。它们的有效搜索和分析同样对数据挖掘提出了许多具有挑战性的问题。因此，文本挖掘和医学图像等数据挖掘与信息检索方法集成已经变得日益重要。

6.2.2 医疗大数据挖掘的难点

1. 快速的、具有健壮性的数据挖掘算法

医疗数据库的数据量大、结构多样，要在海量的数据中提取知识，需要花费比其他数据库更多的时间。同时，我们需要从同一医疗数据库或不同医疗数据库挖掘不同类型的知识。由于不同的应用需要不同类型的知识，因此数据挖掘应该覆盖广泛的数据分析与知识发现任务需求。因此必须考虑医疗大数据挖掘的性能问题，其中包括效率、可扩展性和数据挖掘算法的并行化等问题。数据库中数据的巨大规模、广泛分布的数据存储地点，以及一些数据挖掘算法的计算复杂性等，都极大地推动了并行分布数据挖掘算法的研究与开发。数据挖掘算法的可扩展性表现在数据挖掘的运行时间与所处理的数据规模呈线性关系。在假设数据挖掘系统可利用的存储资源不变的情况下，这意味着当被挖掘数据的规模确定后，相应数据挖掘算法的运行时间应该是可以预测和接受的，即我们需要使用计算速度快的数据挖掘算法。同时，医疗数据库的类型较多，并且是动态变化的，要求数据挖掘算法具有一定的容错性和健壮性。

此外，数据挖掘算法需要具有可解释性。目前以深度学习为核心的机器学习方法在疾病的预测、诊疗方面有比较好的效果，然而，这些机器学习方法的可解释性比较差，难以被医学领域的科研工作者认可。

2. 医学知识的准确率与可靠性

医疗大数据挖掘过程中需要反复和医学、药学专家，或者已有的知识进行交互。医疗大数据挖掘的主要目的是为医疗活动和管理提供科学的决策，因此必须保证挖掘出的知识具有较高的准确率和可靠性。首先，根据自定义的度量标准进行度量，识别真正需要的模式。数据挖掘系统具有产生数以千计甚至数以万计的模式或规则的潜力，这就需要从中筛选出真正感兴趣的、真正有用的知识。其次，通过一些机器筛选之后，最后的决策是要由人来提供的。因为对于知识可用性的理解是非常主观的，且是以生命健康作为代价的，所以在医学领域进行知识发现需要经验丰富的专家来做最后的决策。同时，数据挖掘结果的表达与可视化也是重点。医疗大数据挖掘应该能够用高水平语言、可视化表示或其他表示方式来描述所挖掘出的知识，以使医生以及患者更加容易地理解和应用所挖掘出的知识。数据挖掘结果的可视化表示对交互式数据挖掘系统而言是非常重要的，同时要求系统采用多种表示形式，如采用表格、图、矩阵、曲线等来描述所挖掘的结果。

3. 医疗数据标准化、不同医疗信息系统数据库的异构特征

在医学界，很多基本概念都没有规范，例如一个简单的概念"结肠腺癌转移到肝"都有很多的表达形式，再如有的药物有很多别名。同时，实验和诊断皆带有主观性，不同医生的病历文书书写习惯具有较大差异，这些都为医学数据的整合与知识挖掘带来了难度。此外，不同的医院往往采用不同的厂商、不同类型的医疗信息系统，同时由于每天庞大的医疗业务量，从而

构成了不同的巨大的、分布的、异构的数据库。如何从不同数据（包括结构化数据、半结构化数据和非结构化数据）中挖掘出所需要的模式知识是医疗大数据挖掘研究所面临的巨大挑战之一。尤其是医疗影像等医疗数据往往是以 GB 甚至 TB 为数量级的。

另外，数据库的关系表中所涉及的属性或变量也可能达到成百上千的数量。这种数据的海量性和高维性使数据挖掘进行中的模式搜索空间异常巨大，同时可能导致搜索出无意义模式的概率增加，因此必须从中筛选出有效和有用的规则、规律和特性。不同医疗信息系统造成的多源异构医疗数据交换与融合是实现医疗大数据挖掘的前提[2]。

6.2.3 医疗大数据挖掘的模型框架设计与流程

1. 医疗大数据挖掘的模型框架设计

医疗大数据挖掘的模型框架由需求层、数据层、算法层和部署层构成。需求层主要实现需求理解概念化，即临床医生想要通过数据挖掘技术解决的临床问题。数据层主要包含数据理解和数据准备，可归纳为解决数据挖掘需求需要收集和准备的数据。算法层主要实施建模和评估，指通过数据挖掘方法建立模型，按数据挖掘需求识别代表知识的真正有价值的模式。部署层与需求层相对应，将数据挖掘成果形成研究报告，实际应用或部署、推广。需求层、数据层、算法层和部署层之间的关系如图 6-3 所示。

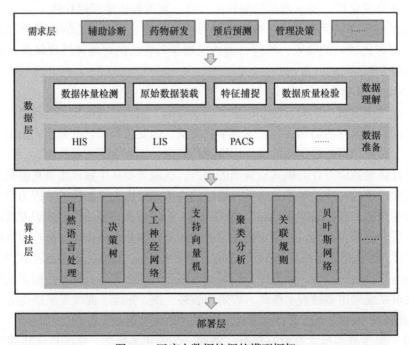

图 6-3　医疗大数据挖掘的模型框架

面对庞大的医疗大数据，简单地从数据出发考虑数据挖掘问题，往往会导致研究方向的盲目性和研究结论与现实需求的偏差。需求理解可以帮助数据挖掘主体从宏观上评估数据挖掘项目的可行性和必要性，减少盲目选择，规避风险，打破数据驱动的机械性思维。需求与数据、算法对应关系的梳理和嵌入，可以从文献经验角度为优化医疗大数据挖掘路径提供依据，降低学习成本。需求驱动与优化的数据挖掘路径结合，将有效地提升医疗大数据挖掘的质量。

以疾病预后需求为例，如肺癌患者生存能力的预测是目前临床研究的一个难题，建立肺癌患者生存率预测模型并对模型的预测能力进行评估是临床中亟需解决的需求。面对这一需求，临床医生首先可通过对肺癌患者生存能力预测研究现状的分析，对数据挖掘项目的实施计划、风险和受益项目进行有效设计，并在模型的需求层匹配"疾病预后需求"；再依据需求层和数据层的对应关系选择相应的数据上传（如肺癌患者电子病历数据），经过数据层的数据准备和数据处理形成初始数据集；然后根据数据层和算法层的对应关系选择相应数据挖掘方法（如贝叶斯网络、决策树、支持向量机），在算法层实施建模和评估，分析数据挖掘结果的精确性；最后，在部署层形成研究报告，达到预测肺癌患者生存能力的目的。

2. 医疗大数据挖掘的流程

第 1 步，需求理解。充分理解临床医生想要通过数据挖掘技术解决的临床问题。在分析过程中，需要对数据挖掘项目的实施计划、风险和受益项目进行有效设计，充分保证数据挖掘项目的稳定性和优势，从而为目标优化提供稳定支持。

第 2 步，数据集成。对来自不同医疗信息系统的病人数据进行数据集成，形成医疗大数据中心。数据集成是数据挖掘中经常用到的手段，原因是需要挖掘的原始数据可能来自不同的系统和不同的数据源，而且数据形式、存取接口甚至数据词典都存在差异。因此，数据集成的目的就是将各个数据源统一成一个准确、有效、可用的数据源。数据来源包括 HIS、临床信息系统（Clinical Information System，CIS）、LIS、RIS、PACS 和病案系统等系统。这些系统涉及的数据库及数据形式都不完全相同，有 SQL Server、Oracle，有文档形式的数据，还有一些半结构化数据（如电子病历内容）。存取这些不同形式的数据，需要利用不同的接口，比如数据库一般采用数据库厂商提供的数据库接口，对文档的存取可以用操作系统自带的文件 I/O 接口；也有一些系统出于数据安全考虑，不允许直接对原始数据进行存取，而是提供 Web Service 等接口。

第 3 步，专病库抽取（二次建库）。基于医疗大数据中心构造面向特殊疾病的专病库，如大肠癌病例库、心衰病例库等。在构建临床专病库时，要确定符合疾病特征的病例和需要的病例字段，对于结构化字段，需要从原始的电子病历库中抽取，例如年龄与性别；对于半结构化或非结构化字段，需要使用文本抽取等技术，结合知识库对其进行结构化。在这个过程中，需要建立知识图谱，以方便自动化的病例数据抽取。

第 4 步，数据质量（可用性）评估。需要对专病库进行数据质量评估，评估其是否适用于挖掘。评估指标包括数据完整性、数据一致性、医疗实体及其编码的一致性、数据逻辑性等。若专病库达到评估要求，即可进行第 5 步的建模；如果不能，则需要回到前面步骤，重新抽取和整理数据。

第 5 步，建模。选择合适的模型，设计并实施实验。在建模过程中要对多种多样的建模方法进行认真甄选、合理使用，通过构建、评估模型并校准参数使其成为最佳模型。比较典型的做法是运用多种建模方法对同一数据挖掘的问题进行分析。如果实验过程中出现问题，可能需要改进算法；也有可能是数据质量的缘故，需要回到前面步骤，重新抽取和整理数据。

第 6 步，评估与部署。在评估过程中要充分考虑数据的分析角度。此阶段已构建了一个或多个优质模型，在应用最终模型前要对模型进行严苛的评估，不可忽视模型构建过程中的每一步，以保证已构建的模型能够达到预期目的。部署实际上是将建模过程及得到的最终结果以文字的形式呈现出来。建模不是项目的最终目的。建模的目的是收集更多相关的信息数据，并以医疗健康领域相关人员能够使用的方式组织和呈现这些数据，保证需求目标的有效实现。

整体来看，数据挖掘是从确定临床需求开始，然后根据需求集成数据或整合专病库，过滤数据，选择合适的数据挖掘方法，最终满足需求，并将模型推广和应用的过程[3]。医疗大数据挖掘的整体流程如图 6-4 所示。

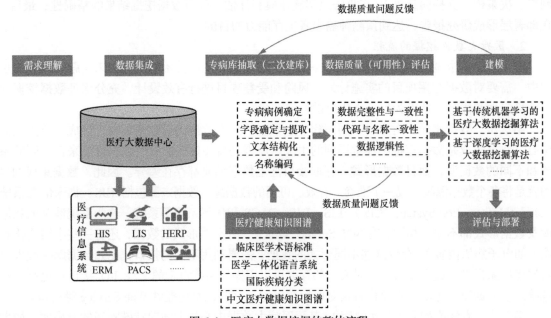

图 6-4   医疗大数据挖掘的整体流程

6.2.4   医疗大数据挖掘的应用

1. 在疾病诊疗中的应用

医疗大数据挖掘在疾病诊疗方面的应用主要为疾病早期诊断、临床决策支持、诊疗用药等[4]。在疾病早期诊断方面，例如加拿大安大略理工大学的卡罗琳·麦格雷戈（Carolyn McGregor）博士及其研究队伍与 IBM 公司合作，采用软件来监测并处理即时的患者信息，实施对早产婴儿的病情诊断，在明显感染症状出现的 24 小时之前，系统就能监测到早产婴儿身体发出的感染信号。在临床决策支持方面，通过对患者体征、费用和疗效等数据进行挖掘，帮助医生确定最有效和最具有成本效益的治疗方法。基于大数据的临床决策支持系统可有效扩展临床医生的知识、减少人为疏忽，帮助医生提高工作效率和诊疗质量。纪念斯隆-凯特琳癌症中心和沃森超级计算机合作，利用 60 万份医疗数据、150 万条患者记录以及肿瘤研究领域中 42 种医疗杂志和临床试验的 200 万页文本数据，研发出一种治疗决策工具。利用大数据挖掘，沃森可以现场为医疗工作者提供治疗建议，与沃森一起工作的护士，有约 90% 的采纳了其建议。在诊疗用药方面，通过大数据的挖掘与分析能够有效减少药物的副作用发生，提高药物对患者疾病的治疗质量，减少临床不合理用药对患者的伤害，同时降低药物的费用、节省药物资源。

2. 在生物信息学中的应用

人类基因组计划的启动和实施，使核酸、蛋白质数据迅速增长，将海量的生物信息数据利用起来，探索生物信息中的规律，对人类基因组进行更深入的研究，为人类战胜疾病提供参考。区分 DNA 序列上的外显子和内含子成为基因工程中对基因进行识别和鉴定的关键环节之一。目前已有大量研究者努力对 DNA 数据进行定量挖掘，从已经存在的基因数据库中得到导致各种疾病的特定基因序列模式[5,6]。此外，大数据挖掘技术还能将系统生物学数据（如基因、蛋白质、生物小分子的相关数据）和电子健康病历数据相结合，使基因测序、个性化药物及个人健康管理等个性化医疗变成临床实践。例如，韩国生物医学中心就计划运行国家 DNA 管理系统，将 DNA 数据和患者医疗数据结合，为患者提供个性化的诊断和治疗。通过医疗大数据挖掘技术，可以从 DNA 序列数据出发，开展 DNA 序列间相似的搜索和比较、基因序列相似性和基因序列功能预测性、发现在疾病不同阶段的致病基因、致病基因的表达模式与识别等研究。

3. 在流行病学中的预测

在疾病预警方面，医疗大数据挖掘可以连续整合和分析公共卫生数据，提高疾病预报和预警能力，防止疫情暴发[7,8]。在 2009 年，谷歌公司对甲型 H1N1 流感暴发的预测比美国疾病控制与预防中心（Centers for Disease Control and Prevention，CDC）的早 1～2 周，这在当时震惊了整个医学界和 IT 领域的科学家，相关研究报告发表在 *Nature* 杂志上。医疗大数据挖掘可以为卫生政策法规提供科学依据，辅助卫生部门更快地检测出新的传染病和疫情。公共卫生部门可以通过覆盖全国的患者电子病历数据库，快速检测传染病，进行全面的疫情监测，并结合医疗信息系统，对流行病的防治以及对疾病危险因素进行筛选，从而减少传染病感染率。在疾病预防与控制方面，医疗大数据挖掘可以使研究者更加了解疾病的影响因素。据估计，只有 10%～15% 的健康影响因素已被医疗服务提供者所测定，剩下的 85%～90% 的健康影响因素，包括健康行为因素、遗传因素、自然和社会经济环境因素等均未被测定。医疗大数据将传统的健康数据（如医疗记录、家族疾病史等）与其他来源的个人数据（如收入、教育、饮食习惯、娱乐方式等）联系起来，利用挖掘技术对健康危险因素进行对比和关联分析。通过对不同区域、人群进行评估，遴选健康相关危险因素，有助于有针对性的干预计划的制订，从而降低重病发病率，以促进居民健康水平的提高。

4. 在医学图像中的应用

医学影像诊断是医学无创伤性诊断的主要方法之一，是国内外医学领域重点研究的方向。医学图像具有很大的数据量，其中蕴含着丰富的图像特征信息和规则，有待人们去研究和认识。随着医学影像学的发展及数据库管理系统的广泛应用，如单光子发射计算机断层扫描（Single-Photon Emission Computed Tomography，SPECT）、CT、磁共振成像（Magnetic Resonance

Imaging，MRI）、正电子发射断层成像（Positron Emission Tomography，PET）等，医疗大数据挖掘技术在医学影像分析和研究中发挥了重要的作用[9,10]。面向医学图像的数据挖掘技术研究成为医学和计算机科学交叉学科研究一个十分重要的领域。

医学图像的高分辨率、数据的海量性、图像特征表达的复杂性等特点，使医疗大数据挖掘技术在医学图像中的研究具有较大的学术价值和广泛的应用前景。研究和探索适用于医学图像的数据挖掘方法及其算法等医学图像数据挖掘的理论和实践问题具有重要而现实的意义，对辅助医生进行医学图像临床诊断具有重要的实用价值。例如，王旭等[11]人利用机器学习的方法对患者肺部 CT 影像中的肿瘤区域进行分割、特征提取、优化，构建预后分析模型，有效地辅助医生对非小细胞肺癌患者的预后情况进行更加精准的评估，制定出更具个性化的治疗与复查方案。

5. 在药物研发中的应用

药物研发的周期长、投入大、风险高。医疗大数据挖掘技术可以帮助医药机构在新药研发阶段，通过大数据分析疾病患病率与发展趋势，模拟市场需求与费用，预测新药研发的临床结果，帮助确定新药研发投资策略和资源配置。在研发过程中，医疗大数据挖掘可以提高研发效率，真正做到有的放矢。例如，对于中药研发，医疗大数据挖掘可以合理运用知识发现技术，发现中药的相互配伍特点和配伍规律，指导中药复方新药研发。在药物上市后，可以利用大数据整合上市后各研究阶段可获得的所有数据（包括临床试验数据、被动监测数据、主动监测数据、医疗数据和文献数据等），进行多角度、多层次的分析，更有利于全面把握上市药物的安全性、有效性和经济性，从而为临床合理用药提供更有价值的参考。

另外，针对疾病用药剂量和药物配方建立有效的实验数据模型，对药品研发过程中的安全性、有效性、副作用进行控制。通过分析临床试验数据和电子病历，辅助药物效用分析与合理用药，降低耐药性、药物相互作用等带来的影响。通过及时收集药物不良反应报告数据，加强药物不良反应监测、评价与预防。医疗大数据挖掘可以显著缩短药物的上市时间，降低医药研发的成本，增加其临床试验的成功率，促进制药公司研发出能够获得更好疗效的个性化药物。

6. 在医疗卫生管理中的应用

通过医疗大数据挖掘加强行业治理，有助于卫生管理者更加客观、全面地掌握医疗机构运营情况、减少医疗浪费，为卫生决策制定提供强有力的数据参考，从而提升卫生管理水平。在医院管理方面，通过整合医疗大数据可以优化医院运营管理，如通过集成分析诊疗操作与绩效数据集，创建可视化流程图和绩效图，识别诊疗过程中的异常情况，为业务流程优化提供依据。在医疗政策制定与执行监管方面，通过大数据技术，整合与挖掘不同层级、不同业务领域的健康医疗数据以及网络舆情信息，有助于综合分析医疗服务供需双方的特点、服务提供与利用情况及其影响因素、人群和个体健康状况及其影响因素，预测未来需求与供方发展趋势，发现疾病危险因素，为医疗资源配置、医疗保障制度设计、人群和个体健康促进、人口宏观决策等提供科学依据。

在公共卫生管理方面，医疗大数据挖掘可以将人口统计学信息、各种来源的疾病与危险因素数据整合起来，进行实时分析，可提高对公共卫生事件的辨别、处理和反应速度并能够实现全过程跟踪和处理，有效调度各种资源，对危机事件做出快速反应和有效决策。

参考文献

[1] FAYYAD U M, PIATETSKY-SHAPIRO G, SMYTH P, et al. Knowledge discovery and data mining: towards a unifying framework[C]//Proceedings of KDD-96: International Conference on Knowledge Discovery and Data Mining Oregon: AAAI Press, 1996: 82-88.

[2] 戴明锋, 孟群. 医疗健康大数据挖掘和分析面临的机遇与挑战[J]. 中国卫生信息管理杂志, 2017, 14(02)：126-130.

[3] 阮彤, 高炬, 冯东雷等. 基于电子病历的临床医疗大数据挖掘流程与方法[J]. 大数据, 2017, 3(05): 83-98.

[4] 童俊. 数据挖掘技术在医疗大数据中的应用[J]. 电子技术与软件工程, 2021(12): 156-157.

[5] O'Connor L M, O'Connor B A, Lim S B, et al. Integrative multi-omics and systems bioinformatics in translational neuroscience: A data mining perspective[J]. Journal of Pharmaceutical Analysis, 2023. Available online. DOI:10.1016/j.jpha.2023.06.011

[6] Ponomarenko J, Merkulova T, Orlova G, et al. Mining DNA sequences to predict sites which mutations cause genetic diseases[J]. Knowledge-Based Systems, 2002,15(4):225-233.

[7] 梅小亚, 赵林畅. 大数据在重大流行病疫情防控中的应用及展望[J]. 河海大学学报（哲学社会科学版）, 2020, 22(02): 39-47+106-107.

[8] 郑文, 赵偲, 李泽堃等. 基于 Web 数据挖掘的 COVID-19 流行病学特征分析[J]. 电子科技大学学报, 2020, 49(03): 408-414.

[9] 李晓峰, 李东. 基于 SOM 聚类的多模态医学图像大数据挖掘算法[J]. 西安工程大学学报, 2019, 33(04): 462-467.

[10] 任仪. 基于决策树的海量医学图像数据挖掘方法研究[J].电子设计工程, 2019, 27(06): 33-36+41.

[11] 王旭, 段辉宏, 聂生东. 基于 CT 影像组学的非小细胞肺癌预后分析方法[J]. 电子学报, 2020, 48(04): 637-642.

第 7 章

医疗大数据挖掘工具与方法

7.1 医疗大数据挖掘工具

随着医疗机构内信息技术的快速发展，现阶段获取医疗数据的速度、数量以及质量等方面都发生了巨大的变化。在大数据时代，数据的"生命力"旺盛、价值高，为了充分利用医疗大数据的价值，对医疗数据分析与数据挖掘工具的应用就显得尤为重要。本节主要介绍目前较为常用的医疗大数据挖掘工具。

7.1.1 工具分类

一般情况下，医疗大数据挖掘工具的功能主要包括数据获取、数据分析与挖掘和数据可视化。在不同的功能层中，有各自适用的软件工具和程序。首先，在数据获取层，比较常用的是将数据库与 HIS 对接，通过 EpiData 可以直接将数据导入 SPSS 软件中。而 DataLoad 是基于键盘模仿，将数据与键盘按键以表格形式存储，主要进行 Oracle 开发的数据录入工作。在实际工作中，如果需要在目标程序界面录入数据，DataLoad 会根据定义好的数据和键盘顺序完成录入工作。其次，在数据分析与挖掘层，所使用的工具主要分为开源工具与非开源工具。其中，开源工具主要包括 R 语言、Python、RapidMiner、WEKA 等，而非开源工具主要包括 MATLAB、SAS、JMP、Stata、SPSS、Amos、Gauss、DSP、马克威和 EViews 等。最后，在数据可视化层，国产工具以 Yonghong Z-Suite、QlikView 为主，而国际上比较知名的工具包括美国斯坦福大学的 Tableau、IBM 公司的 Cognos 和 SAP 公司的水晶易表。

在各功能层所使用的这些工具中，根据各个工具的不同特点还可以进行分类，综合功能突出的有 Python、R 语言等；统计分析功能突出的有 SAS、JMP、Stata 和 SPSS 等；数学计算功能突出的有 MATLAB、Mathematica 和 Maple 等。除此之外，质量控制功能突出的有 Minitab 等；计量经济功能突出的有 EViews 和 Amos 等。

7.1.2 开源工具

1. R 语言

R 语言具有环境开放、功能完善、系统连贯、运算快速和使用免费的特点，使用 R 语言可以完成医疗数据的存储、处理、运算和统计分析等工作。R 语言功能强大、适用性强，可轻松完成数据的处理与分析。R 语言不仅提供数据统计的工具，而且提供各种数学计算的函数，使用者可以通过 R 语言完成统计及计算方法的创新，从而加深对统计的思维模式的理解。与其他开源工具相比，R 语言的特色较为突出，主要表现在统计方法丰富、数据处理效率高和内存机制先进等方面，通过相应的工具包，可直接对数据进行分析与可视化，方便医疗数据处理的开发人员和医疗工作者使用。另外，R 语言和 C++、Java 等主流语言可以实现对接，这也为 R 语言的普及和对各行各业影响的逐步扩大创造了便利条件。

2. Python

Python 是一种脚本解释型语言，配有语言标准库，均使用无异议英语单词，语法简洁、意义清晰、扩展灵活，可以实现与多种平台的无缝对接。Python 不仅可以被用作脚本语言，而且可以用来处理医疗图像数据与文本数据。目前，热门的深度学习在医疗图像和医疗文本领域使用的 TensorFlow、PyTorch 等框架都支持 Python。

作为 Python 的解释器，CPython 由 C 语言编写而成，执行效率极高，是一款开源软件；而 Python 可以利用 PyInstaller、py2exe 等工具将源代码进行转换，以确保在脱离 CPython 之后依然能够运行。相比 R 语言，Python 更加"接地气"，特别是对医疗工作者来说，Python 是一种学习起来更加容易的数据挖掘与分析工具。

3. RapidMiner

RapidMiner 是一款先进的数据挖掘工具，提供免费的社区版和基础版。数据挖掘技术和库的免费使用以及 Java 代码的百分百实现，使 RapidMiner 在简化数据挖掘过程的设计和评价方面功能强大且直接；多层次的数据视图模式，使数据更加透明、有效，用户界面的图形化，提升了互动性和批处理能力。基于 Java API 和插件推广机制以及强大的可视化引擎，使 RapidMiner 具备完成尖端高维数据可视化建模的能力，基于 RapidMiner 所设计的包括医疗文本挖掘、医学影像挖掘、医疗数据流挖掘等类型方法在内的 Operator 链，从根本上解决了快速原型技术使用时面临的诸多重大问题。RapidMiner 的操作界面如图 7-1 所示。

4. WEKA

WEKA，即 Waikato Environment for Knowledge Analysis 的缩写，中文名称为怀卡托智能分析环境，是在 Java 环境下免费、开源的数据挖掘工作平台，其中集合了大量用于数据挖掘工作的机器学习算法，实现了数据预处理、分类、回归、聚类、关联以及交互界面可视化等功能的统一集中。基于 WEKA 平台，可极大地降低可视化工具的编程难度，其所提供的数据信息较全面，基本涵盖统计行业所需的各类数据挖掘算法，为集成算法、借鉴方法提供很好的数据支撑。

5. Orange

Orange 是一个开源数据挖掘和机器学习工具，它的图形环境称为 Orange 画布（Orange Canvas），用户可以在画布上放置分析控件，然后把控件连接起来组成挖掘流程。除了界面友好、易于使用的优点，Orange 的强项在于提供了大量可视化方法，可以对数据和模型进行多种图形化展示，并能智能搜索合适的可视化形式，支持对数据的交互式探索。

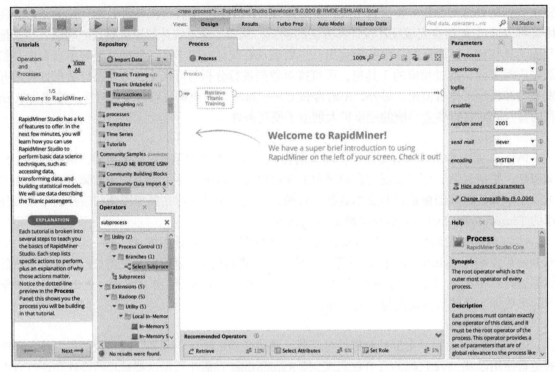

图 7-1　RapidMiner 的操作界面

此外，Orange 包含完整的一系列组件以进行数据预处理，并提供了数据账目、建模、模式评估和勘探的功能。Orange 的弱项在于传统统计分析能力不强，不支持统计检验，报表能力也有限。Orange 的底层核心也是采用 C++ 语言编写的，同时允许用户使用 Python 来进行扩展开发。

6. KNIME

KNIME 是一款基于 Eclipse，用 Java 编写的一款开源的数据分析、报告和综合平台，拥有数据提取、集成、处理、分析、转换以及加载所需的所有数据挖掘功能。此外，它具有图形用户界面，可以帮助用户轻松连接节点以进行数据处理。它结合了数据挖掘和机器学习的各种组件，对医学自然语言处理和医疗数据可视化分析非常有帮助。此外，用户还可以通过随时添加附加功能轻松地扩展 KNIME。

7. jHepWork

为科学家、工程师和学生所设计的 jHepWork 是一个免费、开源的数据分析框架，其主要是用开源库来创建一个数据分析环境，并提供丰富的用户接口，以此来和那些收费的软件竞争。它主要用于科学计算中的二维和三维制图，并包含用 Java 实现的数学科学库，以及其他的数据挖掘算法。jHepWork 基于高级编程语言 Jython，当然，Java 代码同样可以用来调用 jHepWork 的数学和图形库。

7.1.3　非开源工具

1. MATLAB

MATLAB 实现了数值分析、矩阵计算、科学数据可视化以及非线性动态系统的建模和仿真功能，在一个简易的视窗环境中，无论是临床医学、医学研究还是其他需要进行有效数值计算的科学领域都可找到一种较为全面的解决方案，摆脱对传统非交互式程序设计语言的依赖。

目前，MATLAB 在医学影像处理、医学自然语言处理、药物研发、精准医疗等诸多医疗领域被广泛应用。在新版的 MATLAB 中，也加入了对 C、Fortran、C++、Java 的支持，编程者可以调用对应的代码包或库，也可以将自编程序导入 MATLAB 数据库内，以方便后期的使用。特别是在人工智能等领域，MATLAB 是非常受欢迎的数据分析工具，其统计建模包括决策树、回归系数、网络神经系统等相关软件包的应用。

2. Stata

Stata 具有功能强大、小巧的特点，是一款由美国计算机资源中心研制的实用型统计分析软件。Stata 中的作图模块和矩阵代数是多元统计分析中的重要工具，其所提供的矩阵的加、积、逆、Cholesky 分解、Kronecker 内积，特征根、特征向量、奇异值分解等高级运算，以及提供的向量自回归、协方差矩阵等输出，在实际应用中效果显著。另外，Stata 还具备很强的程序语言功能，可为应用开发创造条件、搭建平台。

3. SAS

SAS 在数据处理和统计分析领域被视为标准化软件系统，其重要组成部分及核心功能是统计与分析。作为一款大型集成信息系统，SAS 具有功能扩展接口灵活、模块功能强大等特点。在 Base SAS 的基础上，SAS 还增加了统计分析、图像绘制、质量控制、经济计量、时间序列分析、交互式矩阵程序设计、快速数据交互式处理以及交互式全屏软件应用等模块系统。特别要说明的是，JMP 的基础算法源自 SAS，SAS 特别重视发挥统计算法实际应用的导向作用，具有可视化能力强、交互性突出、便捷使用的特点，受到非统计专业使用人员的青睐，在进行具体的数据分析工作时，相比同类型软件优势较为明显。

4. EViews

EViews 是医学统计领域常用的数据分析及数据挖掘工具，能够对数据进行快速管理，进行医学统计分析，输出高质量、具有兼容性的图形或表格。EViews 所具备的图形用户界面和功能强大的分析引擎，使其不仅成为医学统计领域的常用软件，更成为统计行业的必备工具之一，在处理时间序列数据、纵向数据等方面都是技术人员较为理想的软件系统。

7.2　医疗大数据挖掘方法概述

深度挖掘医疗大数据以后才能够充分展现出数据的价值，通过收集、归纳和分析海量数据，精准地探寻其中所包含的隐形知识，可以为医学研究、临床护理等提供巨大的推动作用。对病患群体而言，良好的医疗大数据可以帮助其获得更为良好的诊疗体验，有效地避免过多的经济投入；对现代医学研究发展而言，对其应用可以为今后的医药研发、临床护理以及疾病诊断等提供良好的帮助。与此同时，对群众的医疗大数据进行深入且明确的分析与挖掘可以有效地实现对民众身体健康情况的监督、监测，从而在其中分辨出存在高危病症的患者，对于疾病的实际发展影响巨大。

对医疗大数据技术的有效分析和应用无法脱离完整的数据挖掘技术的支撑[1]。而伴随现代科学技术的进步和发展，数据挖掘技术也越发完善、具体，其主要体现在关联规则挖掘、异常挖掘分析等方面，同时衍生出大量崭新的算法，此类算法将会为此后的医疗大数据的分析和应用提供坚实的支撑作用，是打造医疗大数据体系的基础。整体来看，此项技术在现代医疗大数据当中的应用可以归纳为以下几个方向：关联规则挖掘、分类挖掘分析、聚类分析、异常挖掘分析以及流行病检测和预报。

7.2.1　关联规则挖掘

关联规则挖掘技术所代指的是对不同事件内容的分析和处理，然后收集并归纳存在相应的关联性的知识内容。在现代数据挖掘技术当中，其本身从属于关键问题，此研究方向被提出以后，无论是国内还是国外都开始了对其的深度研究，在此过程中衍生出了诸多有名的关联规则挖掘技术，包括 Apriori 算法以及 Patition 算法等。在医疗行业当中，将会出现诸多的数据信息，而此类数据信息存在内在关联并且其关联相当密切，通过对关联规则挖掘技术的有效利用，可以综合提取各种数据关联知识，实现总结、分析，精准地判定疾病的原因以及发展等，进而为公共卫生安全工作的开展提供坚实的支撑作用。

在现代医学科研工作当中，绝大多数情况下都需要完成对病因学的分析、探讨，例如某种新出现的并发症是否为其他某种并发症的诱发原因，此时便可以有针对性地应用数据挖掘技术进行关联选择，从极多的随机对象当中寻找具备强烈关联性的对象。关联规则的优势在于其具备良好的单向性特征，更加容易完成对因果关系的识别和分析，如果前后的时间的可信度都是非常高的，那么便可以判定出二者的因与果是相互关联的，二者表现为双向转化的状态。

7.2.2　分类挖掘分析

分类模型可以在数据挖掘的过程中发挥出极为良好的作用，其能够实现对数据集当中的某个数据对象的映射处理，使其成为既定的类别，这样便能够为此后的模型预测提供良好的支撑作用，用于完成对未知对象的实际类别的预测和处理。上述所提到的所有训练数据集的内容均是由单组数据对象构成的，在数据内容当中，所有对象都可以被看作由大量特性所造成的向量。此外，训练样本本身需要带有大量的类别标记，对于不同的数据类型以及应用背景，目前的分类挖掘方法已经显著增加，比较普遍的包含神经网络法、统计法以及机器学习法等。

结合目前医疗行业的发展情况来看，分类挖掘分析主要体现在两点：对各种医疗事件的预测；对疾病的预测，其中的辅助诊断技术更是相当典型的应用。

在医疗服务当中，在诊断绝大多数的疾病时都普遍停留在传统的经验诊断方面，之所以会存在此问题，主要是因为病患存在差异。与此同时，复合疾病的数量是非常多的，并且整体关系非常复杂，所以在开展实际诊断工作的时候，对于部分疑难杂症，医生通常难以给出具体、明确的诊断。而通过对某种疾病的病理精确诊断并进行数据收集，最终利用大数据技术完成分析，则能够更为有效地探寻病患以及病理类型存在的关联性。在现代临床医疗服务当中，可以结合患者所给出的症状信息，将此类信息输入系统当中，这样便能够充分彰显出智能诊断的效果。我国已经有许多研究人员尝试将大数据技术和人工智能技术进行深度应用，同时完成对医疗大数据的挖掘、处理，逐步构建并打造将慢性病预防作为基础目标的疾病防控管理机制。

7.2.3　聚类分析

聚类分析所代指的是将个体按照属性进行划分，使其分为多个不同的类别，根本目标是实现对同类的个体的距离的缩减处理，或者实现对不同类型的个体的距离的增加处理。在诸多领域当中，此项技术已经获得大量的应用，比如在人工智能领域当中的应用相当具体和完善。与分类学习的方式相比，聚类分析的对象本身并无类别标记，其需要按照学习算法来进行自动化确定处理，但是分类学习的训练集的对象却存在相应的差异，其包含类别标记。在最近几年，聚类分析是人们探讨的热点话题，尤其是在大数据挖掘领域当中，经过深刻的研究和探讨，其研究方向已经获得巨大的拓展，比如开发并打造了包括 DBSCAN 以及基于层次结构的平衡迭代聚类算法（Balanced Iterative Reducing and Clustering using Hierarchies，BIRCH）等在内的聚类算法模式。聚类分析的核心作用是挖掘数据集当中所存留的未知分布规律，同时能够针对其表示的事件集进行深度挖掘。从目前医疗领域大数据技术的应用情况来看，其典型和普遍的应用主要是医疗费用分析、疾病的分布分析等。

临床科研的核心对象都是医院和患者，将患者确定为基本变量，并依据某个指标进行深度研究，如果是年龄和性别存在相应的差异的患者，其医学特征是存在差异的，所以需要对患者进行分组处理，分组结合的信息为患者的性别以及年龄。但是在此种划分的过程中，如果仍旧采用人工划分的方法，是难以行之有效地彰显出患者群体的客观年龄分布的，而通过对聚类分析技术的有效应用则能够实现对研究对象的性别以及年龄的科学划分，同时能够实现对差异化年龄组成以及性别组成下的患者的临床指标的深层次分析。

7.2.4　异常挖掘分析

对部分数据对象而言，其在自身所处的数据集当中的表现与其他数据相比是格格不入的，与数据集中的部分行为以及模型并不匹配，此类数据对象均是离群点，在数据挖掘分析时有必要将离群点的类似异常数据做删除处理。不过在相应的数据挖掘分析的过程中，偶然罕见实例的研究意义将会比大概率事件的更大。在此针对离群点数据内容的分析还有其他的说法，其也被称为异常挖掘。而在异常挖掘领域当中，研究人员需要切实有效地认识如下问题：到底何种数据才能够被判定为数据集当中的异常数据；研究人员需要采用何种方法才能够明确异常数据的挖掘方法。目前，发展比较成熟的异常挖掘分析方法主要包含以下几种：首先，是将统计技术作为基础支撑的方法；其次，是将距离作为基础支撑的方法；最后，是将偏差作为基础支撑的方法。

7.2.5   流行病检测和预报

在医疗大数据中应用的数据挖掘技术同样可以被应用于流行病检测和预报，就目前我国在建设并打造国家传染病与突发公共卫生事件网络直报系统上的投入已经全面提升，每年都会有大量的数据上报至相应的机构，其覆盖范围越发广泛，并且已经逐渐到达我国县级以上的疾控机构。面对极为丰富、充实的数据资源，有针对性地应用数据挖掘技术，可以有效地实现对疫情的全面监督和管控。与此同时，通过对集成疾病监测程序的有效利用，可以实现对传播时间以及传播路径的精准监督和管控，从而切实有效地减小流行疾病大范围蔓延的概率。数据挖掘技术的有效利用，可以提升监测预算的精准性，这一点早在谷歌公司的实际发展中便已有所体现。谷歌公司此前曾尝试将全美国民众搜索力度最高的词条和疾病防控中心当中的数据内容进行对比和处理，以有效地判断民众中是否已经出现大规模流感等，通过对此类词条检索的情况的判定、分析，可以有效地确定疾病的传播途径，此后疾病防控中心便能够更有针对性地进行管理和防控。

7.3   基于传统机器学习的医疗大数据挖掘方法

7.3.1   支持向量机

支持向量机（Support Vector Machine，SVM）的基本思想是在高维空间中寻找一个最优超平面作为二分类问题的分割，这个超平面要保证最小的分类错误率[2]。SVM 具有强大的数学背景、分析高维复杂数据集的能力和准确的性能。在医疗领域应用中，SVM 可用于骨龄估计、跌倒监测、医疗咨询以及依据人脑图像进行痴呆症、抑郁症分类的模式识别[3]。

SVM 是在分类与回归分析中分析数据的监督式学习模型与相关的学习算法。给定一组训练实例，每个训练实例被标记为属于两个类别中的一个或另一个，SVM 训练算法创建一个将新的实例分配给两个类别之一的模型，使其成为非概率二元线性分类器。SVM 模型将实例表示为空间中的点，这样映射就使得单独类别的实例被尽可能宽的明显的间隔分开。然后，将新的实例映射到同一空间，并基于它们落在间隔的哪一侧来预测所属类别。除了进行线性分类之外，SVM 还可以使用所谓的核技巧有效地进行非线性分类，将其输入隐式映射到高维特征空间中。

7.3.2   逻辑回归

逻辑回归又称 Logistic 回归，是一种广义的线性回归分析模型，常用于疾病自动诊断、经济预测等领域。例如，探讨引发疾病的危险因素，并根据危险因素预测疾病发生的概率等。以胃癌病情分析为例，选择两组人群，一组是胃癌组，另一组是非胃癌组，两组人群必定具有不同的体征与生活方式等。因此，因变量就为是否患胃癌，值为"是"或"否"，自变量就有很多，如年龄、性别、饮食习惯、幽门螺杆菌感染等。自变量既可以是连续的，也可以是分类的。然后通过逻辑回归，可以得到自变量的权值，从而可以大致了解到底哪些因素是胃癌的危险因素，同时根据该权值可以根据危险因素预测一个人患癌症的可能性。

7.3.3 决策树

决策树是一种类似树形结构的预测模型，其中树的每个分支是一个分类问题，树的叶节点表示对应分类的数据分割。决策树利用信息增益发现数据库中有最大信息量的字段并将其作为决策树的一个节点，按照字段取值的不同建立树的分支。对于每个分支再重复建立树的下层节点和分支，最终完成建立决策树[4, 5]。由于决策树是一种典型的分类算法，因此其在医疗行业应用广泛，如用于管理决策协议、创建代谢紊乱的分类模式、获取耳神经病的相关知识、糖尿病的数据挖掘以及区分痴呆严重程度等[6]。

机器学习中，决策树是一种预测模型，它代表的是对象属性与对象值之间的一种映射关系。树中每个节点代表某个对象，每个分叉路径代表某个可能的属性值，而每个叶节点则对应从根节点到该叶节点经历的路径所表示的对象的值。决策树仅有单一输出，若欲有复数输出，可以建立独立的决策树以处理不同输出。数据挖掘中决策树是一种经常用到的技术，可以用于分析数据，也可以用于预测。

7.3.4 贝叶斯网络

贝叶斯网络是一种基于概率推理的图形化网络。贝叶斯网络实质是有向无环图，其中节点主要代表随机向量。节点与节点之间的关系代表向量与向量之间的联系。向量之间关系的强度，需采用条件概率标识。贝叶斯网络在很多方面均有应用，包括自然语言理解、故障诊断、计算机视觉、机器人等。在医学领域中的应用主要集中在医疗诊断、治疗规划等方面。

在机器学习中，贝叶斯分类器是一系列以假设特征之间强（朴素）独立下运用贝叶斯定理为基础的简单概率分类器。贝叶斯定理自 20 世纪 50 年代起就被广泛研究，其在 20 世纪 60 年代初就以另外一个名称引入文本信息检索中，并仍然是文本分类的一种热门（基准）方法，文本分类是以词频为特征判断文件所属类别或其他（如垃圾邮件、合法性、体育或政治等）的问题。通过适当的预处理，它可以与这个领域更先进的方法（包括支持向量机）竞争，它在自动医疗诊断中也有应用。贝叶斯分类器是高度可扩展的，因此需要数量与学习问题中的变量（特征/预测器）成线性关系的参数。最大似然训练可以通过评估一个封闭形式的表达式来完成，只需花费线性时间，而不需要其他很多类型的分类器所使用的费时的迭代逼近。

7.3.5 人工神经网络

人工神经网络是模拟人脑神经元结构进行信息处理的一种数学模型，建立在麦卡洛克-皮茨模型（McCulloch-Pitts Model，MP 模型）和 Hebb 学习规则基础上。神经网络中的每个神经元接收大量的输入信号，执行输入的加权和，通过非线性激活函数产生激活响应并对随后连接的神经元传递输出信号[7]。人工神经网络包含前馈式网络、反馈式网络和自组织网络三大类。人工神经网络具有很强的自组织性、健壮性和容错性，在疾病的预后评估、早期预防中得到广泛的应用[8]。

7.4 基于深度学习的医疗大数据挖掘方法

深度学习作为机器学习领域的一个研究方向，不需要人工参与设计就能将原始数据通过自动学习过程从一些简单的非线性模型变换为更高层次的抽象表达，再组合多层变换，学习并提取出非常复杂的函数特征，这是深度学习与传统的机器学习最主要的区别[9]。在医疗领域中，基于深度学习的医疗大数据挖掘方法按照类别主要可以分为基本模型、卷积神经网络模型以及递归神经网络模型，主要可以用来进行疾病诊断、药物研发、医学影像的分析等[10]。

7.4.1 深度学习模型

1. 深度学习基本模型

深度学习基本模型为神经网络，它是一种经典的机器学习算法。神经网络由多个神经元组成，生物神经网络的最小单元是神经元，而人工神经网络的最小单元是感知机。生物的神经元是一端接收化学信号，经过加工从另一端释放出来。而感知机是一端接收一个向量作为输入，经过一定加工，另一端释放出一个标量。而一个神经元内部事实上经历了两个运算过程，即线性运算和非线性运算。这两个运算的复合就构成一个神经元的运算过程。线性运算就是简单的加权求和，而非线性运算所使用的函数也被称作激活函数或者激励函数。每个神经元包含多个激活函数 a 和参数 $\Theta = \{\mathcal{W}, \mathcal{B}\}$，其中 $\mathcal{W}$ 是权重参数集合，$\mathcal{B}$ 是偏移量集合。激活函数表达式为输入变量 x 和神经元参数的线性组合，再通过非线性函数 $\sigma(\bullet)$ 计算，可表示为：

$$a = \sigma(w^{\mathrm{T}}x + b)$$

传统神经网络的典型传递函数是 S 形和双曲正切函数。其中著名的多层感知器（Multilayer Perceptron，MLP）具有以下几层变换：

$$f(x;\Theta) = \sigma\{w^{\mathrm{T}}\sigma[w^{\mathrm{T}}\cdots\sigma(w^{\mathrm{T}}x + b) + b] + b\}$$

输入和输出之间的层通常被称为隐藏层。当神经网络包含多个隐藏层时，它通常被认为是"深层"神经网络，因此称为"深度学习"。具有随机梯度下降的最大似然性是当前用于将参数 Θ 拟合到数据集 $\mathcal{D}$ 的最流行的方法之一。神经网络运算包含 3 个步骤：正向传播、反向传播和梯度下降。正向传播的主要目的为计算预测值；反向传播的主要目的为得到参数的偏导数（也就是 $\mathcal{W}$ 和 $\mathcal{B}$ 的偏导数）；梯度下降的主要目的为更新参数，进而将损失函数的值尽量降低。神经网络结构由输入层、隐藏层和输出层构成，如图 7-2 所示。医学图像通过输入层传递到网络中，经过隐藏层的计算，由输出层传递出运算结果。深度学习算法流程是先将训练集输入神经网络，通过反向传播算得到网络参数 $\mathcal{W}$ 和 $\mathcal{B}$，再将测试集输入网络进行网络评估，若评估未通过则继续迭代训练网络，若测试通过即得到训练后的网络模型。将待测数据输入已训练的神经网络，则得到所需的分类或分割结果。

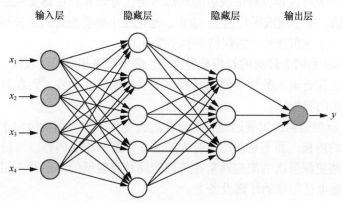

图 7-2　神经网络算法中的网络结构示意

2. 深度学习卷积神经网络模型

卷积神经网络（Convolutional Neural Networks，CNN）是神经网络的一种变体，是目前最流行的深度学习模型之一，其广泛应用于图像识别、文本分析、语音信号处理等领域。卷积神经网络可以接收二维、三维甚至更高维图像作为算法的输入，输入图像通过网络中的卷积层提取图像中的局部信息。卷积神经网络通常包括卷积层、池化层、全连接层，卷积层和池化层交替出现，网络的末端由全连接层输出分类结果，如图 7-3 所示。其中卷积层主要作用是提取增强局部特征，每层中卷积操作包含一组卷积核 $\mathcal{W} = \{W_1, W_2, \cdots, W_K\}$ 和偏移量 $\mathcal{B} = \{b_1, b_2, \cdots, b_K\}$，每个卷积层中，先对特征向量做卷积操作，然后逐个元素做非线性转换，最终生成一个新的特征向量 X_k。第 1 层卷积操作如公式：

$$X_k^l = \sigma(W_k^{l-1} \cdot X^{l-1} + b_k^{l-1})$$

卷积层中卷积核大小固定，所以输出大小固定，可极大减少需要学习的参数量。卷积操作具有权值共享和降采样的特点，同时具有一定程度的位移、尺度和形状不变性，可大大减少模型的自由度，提高优化效率。

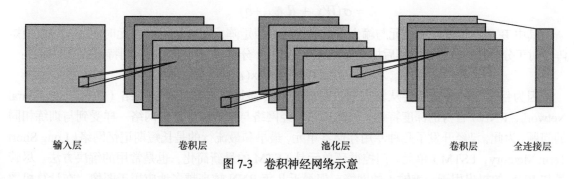

输入层　　　　卷积层　　　　　　池化层　　　　　　卷积层　　全连接层

图 7-3　卷积神经网络示意

池化层主要作用是减小特征图、降低每层网络中特征向量的维度、降低参数数量、优化计算。池化层在卷积层之后，对卷积层的特征映射进行降采样。具体来说，池化层特征映射中的每个节点特征值是基于对应卷积特征映射的局部感受视野计算，在感受视野节点范围内找到一个代表值（如最大值、最小值或平均值）。通常，池化层中感受视野的步长与降采样感受视野的大小相等，这样有助于卷积神经网络保持平移不变性。

LeNet 和 AlexNet 是两个经典的卷积神经网络。两个网络相对深度较浅，分别由 2 个和 5 个卷积层组成，并且在靠近输入的层中使用具有较大接收场的卷积核，而在靠近输出的层中则使用具有较小的接收场的卷积核。

2012 年之后，新型架构的发展迅速，并且在过去 5 年中，人们更倾向于采用更深层次的模型。通过堆叠较小的内核，而不是使用具有大的感受视野的单层内核，可以用较少的参数来表示类似的函数。这些更深层次的架构通常在推理期间具有较低的存储器占用空间，这使得它们能够部署在诸如智能电话等移动计算设备上。

自 2014 年以来，ImageNet 基准测试的性能已经饱和，难以评估性能的小幅提升是否真正归功于更好和更复杂的架构。那些提供的较低内存占用的算法优势通常对医疗应用而言并不重要。因此，AlexNet 或其他简单模型（如 VGG）仍然受到医学数据分析者的欢迎，尽管最近突出的研究都使用了一种名为 Inception v3 的 GoogleNet 版本。无论是由于优越的架构还是仅仅因为该模型是流行软件包中的默认选择，都难以再次评估。

3. 深度学习递归神经网络模型

递归神经网络是深度学习中另一种广泛使用的网络模型结构，它通常和卷积神经网络结合使用。具体来说，递归神经网络是一种具有反馈连接的循环神经网络，如图 7-4 所示，其本质属性是网络的状态会随时间演化，适用于提取数据的时序特征。递归神经网络是为离散序列分析而开发的。它可以看作 MLP 的一般化，因为输入和输出都可以有不同的长度，使它适用于

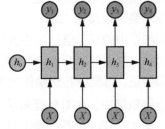

图 7-4   递归神经网络示意

机器翻译等任务，其中源语言和目标语言的句子是输入和输出。在分类设置中，模型在给定序列 $X_1, X_2, \cdots, X_T$ 的情况下学习的分类 $P(y \mid X_1, X_2, \cdots, X_T; \Theta)$，而不是类似卷积神经网络输入是单个向量 $\boldsymbol{X}$。在某个时间 t，隐藏层神经元状态 h_t 由输入 x_t 和前一层神经元状态 h_{t-1} 来确定：

$$h_t = \sigma(\boldsymbol{W} x_t + \boldsymbol{R} h_{t-1} + b)$$

其中 $\boldsymbol{W}$ 表示隐藏层神经元与输入节点的连接权值矩阵，而 $\boldsymbol{R}$ 表示神经元时间的连接权值矩阵。对于分类任务，通常在其后加全连接层和 softmax 分类层，将序列映射到特定的分类标签：

$$P(y \mid X_1, X_2, \cdots, X_T; \Theta) = \text{softmax}(h_t; \boldsymbol{W}_{\text{out}}, b_{\text{out}})$$

因为目标函数梯度需要从输出通过时间反向传播计算与循环神经网络（Recurrent Neural Network，RNN）自身的深度特性，因此递归神经网络与常规深度神经网络一样受到与训练相同的问题。为此，已经开发了几种专用存储器单元，最早和最流行的是长短期记忆网络（Long Short Term Memory，LSTM）单元。门控循环单元是 LSTM 的最新简化，也是常用的解决方法。尽管最初 RNN 的提出用于一维输入的网络，但最近几年 RNN 越来越多地应用于图像。在计算机图

像学中，"PixelRNN"被用作自回归模型，生成模型最终可以产生类似于训练集中的样本的新图像。在医学应用方面，RNN已被用于分割问题。

7.4.2　深度学习在医疗领域的应用

1. 疾病辅助诊断

对患者疾病诊断的过程会产生大量的数据，从医学图像到基因序列，从检验数据到病理数据，这些大量的数据如果单靠人力采用常规方法诊断既费时又费人力，同时缺乏质量保证。因此，可以结合机器学习技术提供相应的辅助诊断。库马尔（Kumar）等[11]人针对228个可视波长眼部图像数据运用序列最小支持向量机优化算法预测眼前节眼部异常，结果显示：准确率为96.96%，灵敏度为97%，特异度为99%。

雷梅（Rehme）等[12]人对人在静息状态下的功能磁共振成像数据，运用机器学习算法中的支持向量机算法对脑卒中后运动功能障碍的内表型进行识别和分类。支持向量机算法能够正确诊断中风患者，准确率达到87.6%。疾病辅助诊断的模型建立核心是分类算法的选取，每一种分类算法各有利弊，其中K近邻（K-Nearest Neighbor，KNN）算法简单、易于实现、精度高、对异常值不敏感，同时不需要对参数进行估计，尤其是在多分类问题上的效果比其他机器学习算法更具优势，能够为医生在疾病辅助诊断中提供高效、高质量的分析和判断，提升诊断准确率。

2. 药物研发

药物研发是一个极其复杂的过程，包括目标识别、设计和制造以及药物的治疗、药物剂量选择、药物疗效评价和药物不良反应控制。传统方式的药物研发由于资源有限、成本高、持续时间长、命中率低等具有一定的局限性，机器学习技术在药物学的发展上，为药物研发提供了新的思路，并逐渐受到研究者的关注。

根据目前的研究，机器学习技术被广泛应用于新药的发现和新药物靶点的确定、适当治疗和药物剂量的决定、药物疗效、药物之间相互作用的预测。美国哥伦比亚大学研究组利用机器学习算法研究发现，头孢曲松和兰索拉唑混合使用可导致心律紊乱。而微软公司的Hanover利用机器学习预测药物有效性，为患者制定个性化治疗方案[13]。深度学习与传统的人工神经网络相比，其包含多个隐藏层，能自动学习特征，对数据结构的要求低，同时过滤掉诸多噪声，更加接近人脑的认知模式。因此，深度学习算法的大数据处理能力及强大的特征抽象能力使其在药物研发和药物信息领域具有广泛的应用前景。

3. 医学影像的分析

医学图像识别指利用数学方法和计算机对医学图像进行处理、分析的技术，一般分为输入待识别图像、输入图像预处理、图像特征提取、辨别分类、输出分类结果5个步骤。医学图像识别可以在减少医师工作量的基础上，提高识别的准确率、降低医疗成本、节省医疗资源，目前在肺部、脑部、心脏、眼部视网膜等的疾病诊断中有良好的发展前景。针对医学图像的特征，基于传统的机器学习算法如神经网络、支持向量机、粗糙集、模糊理论的图像识别能达到一定精度，但是各方法均有一定的局限性。传统的机器学习算法需要人工选取特征，这会受到片面或者主观方面的影响，导致特征提取方法在内容表达上不够好、识别率低。近年来，深度学习

的出现让识别从人为设定变为自学习状态，特别是以卷积神经网络为代表的模型逐渐变成医学
识别领域的发展方向和强有力的工具。

参考文献

[1] 兰欣, 卫荣, 蔡宏伟, 等. 机器学习算法在医疗领域中的应用[J]. 医疗卫生装备, 2019, 40 (3): 101-105.

[2] FEI J, YONG J, HUI Z, et al. Artificial intelligence in healthcare: past, present and future[J]. Stroke and Vascular Neurology,2017, 2(4): 230.

[3] 刘方园, 王水花, 张煜东. 支持向量机模型与应用综述[J]. 计算机系统应用, 2018, 27(4): 9.

[4] 贾青宁, 任洪亮, 程兴冉. 基于决策树的卫生装备数质量预警模型的应用探讨[J]. 医疗卫生装备, 2017, 038(12): 20-22.

[5] 江明尹, 刘胜林, 程菊, 等. 基于决策树的医疗器械行业发展分析应用研究[J]. 医疗卫生装备, 2016, 37(3): 4.

[6] VARPA K, ILTANEN K, JUHOLA M. Machine learning method for knowledge discovery experimented with otoneurological data[J]. Computer Methods and Programs in Biomedicine, 2008, 91(2): 154-164.

[7] KARTHIKEYAN M, VYAS R. Machine Learning Methods in Chemoinformatics for Drug Discovery[M]. Delhi: Springer India, 2014.

[8] 赵霞. BP 神经网络及其在医学领域的应用[J]. 医疗卫生装备, 2010, 31(10): 43-46.

[9] HAO X, ZHANG G, MA S. Deep learning[J]. International Journal of Semantic Computing, 2016, 10(3): 417-439.

[10] 张柏雯, 林岚, 吴水才. 深度学习在轻度认知障碍转化与分类中的应用分析[J]. 医疗卫生装备, 2017, 38(9): 105-111.

[11] KUMAR S, GUNASUNDARI R. Computer-aided diagnosis of anterior segment eye abnormalities using visible wavelength image analysis based machine learning[J]. Journal of Medical Systems, 2018, 42(7): 128.

[12] EICKHOFF S B, et al. Identifying Neuroimaging Markers of Motor Disability in Acute Stroke by Machine Learning Techniques[J].Cerebral Cortex, 2015.

[13] 刘琦. 人工智能与药物研发[J]. 第二军医大学学报 2018(8): 65-68.

可视化篇 第 4 部分

第 8 章

医疗大数据可视化概述

8.1　医疗大数据可视化的概念与意义

8.1.1　相关概念

1. 数据可视化的含义

可视化，即科学计算可视化（Visualization in Scientific Computing，ViSC）。1987 年 2 月，美国国家科学基金会举办的科学计算图形图像专题研讨会，正式提出了"可视化"一词，并在会议的正式报告中给出了可视化的定义、覆盖领域以及近期和长期研究的方向[1]。可视化的基本含义是运用计算机图形学或者一般图形学的原理和方法，将科学与工程计算等产生的大规模数据转换为图像，以直观的形式表示出来。可视化包括信息可视化、数据可视化、图形可视化。

数据可视化是从其英文 Data Visualization 翻译而来的，数据可视化的概念在不断地演变，不同专家和学者对数据可视化的定义范畴有不同理解。海伦·肯尼迪（Helen Kennedy）等人将数据可视化定义为"传达精确信息和有价值的数据以及数据集的视觉表现"；斯图尔特·K.卡德（Stuart K Card）等人将数据可视化定义为"以计算机辅助、交互式、视觉再现形式表现抽象数据，以提高认知"；安迪·柯克（Andy Kirk）将数据可视化定义为"便于理解的数据呈现和再现"。同时，数据可视化的边界在不断地扩大，涵盖范围也越来越广。我们常说的数据可视化，大多指狭义的数据可视化，是指将数据用统计图表方式呈现。而广义上的数据可视化则是指一切能够把抽象、枯燥或难以理解的内容，包括看似毫无意义的数据、信息、知识等以一种容易理解的视觉方式展示出来。

2. 数据可视化的发展

数据可视化经历了可视化思想的起源（15 世纪～17 世纪）、数据可视化的孕育时期（18 世纪）、数据图像的出现（19 世纪前期）、第一个黄金时期（19 世纪中、末期）、低潮期（20 世纪前期）和新的黄金时期（20 世纪中、末期至今）等 6 个阶段[2]。

15 世纪～17 世纪是欧洲中世纪的晚期，三角测量技术、数学函数表相继出现，人类开始了对概率论和人口统计学的研究。18 世纪，伴随着早期统计学的萌芽，社会和科技的进步体现在数据表现的多样化，已经出现了很多现在被广泛使用的图形形式，直方图、柱状图、饼图、圆环图等也已经出现。在 18 世纪至 19 世纪前期这几十年间，很多公共领域的数据开始被政府部门重视，统计图、地图和主题图等这些如今依旧火热的数据可视化表达手法开始被使用，正在萌芽的计算机、通信等为数据可视化提供了技术实现的可能。19 世纪中、末期，数据可视化迎来了其历史上的第一次辉煌。官方的统计机构也普遍建立起来。20 世纪前期，统计学家们主要关注的是在准确的数学基础上扩展统计的应用领域，而具有美观性和启发性的图形表达研究就受到了"冷落"。20 世纪中、末期至今，现代电子计算机的诞生给数据可视化带来了强大的冲击，催生了统计计算工具、图形软件工具以及输入输出、显示技术等，极大推动了数据可视化的发展。

　　3. 医疗大数据的可视化

　　信息技术、组学技术等的发展，使得医疗领域的数据量剧增，如何读懂数据，让它更好地服务于医疗管理、临床诊疗和医学科研，成为医疗大数据亟待解决的问题。"百闻不如一见，一图胜过千言万语"。图 8-1 所示是著名的南丁格尔玫瑰图，其中 A 代表的外层区域表示死于感染的士兵数量，B 代表的中间层区域表示死于战场重伤的士兵数量，C 代表的内层区域表示死于其他原因的士兵数量。图中清晰地展示了大多数的伤亡并非直接来自战争，而是来自糟糕医疗环境下的感染。这幅图让政府官员了解到改善医院的医疗状况可以显著地降低士兵的死亡率，并且打动了当时的政府高层，南丁格尔的医疗改良的提案得以通过，从而挽救了千万人的生命。

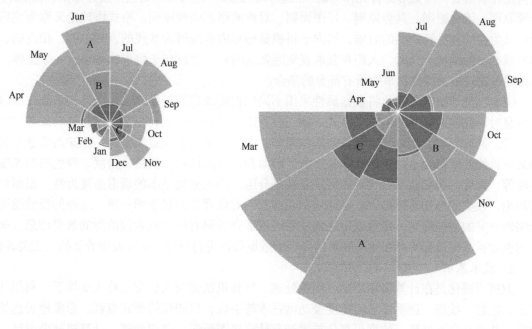

图 8-1　南丁格尔玫瑰图

　　南丁格尔玫瑰图是医疗数据可视化的缩影和典型代表。近年来很多国家都在积极地推进医疗信息化发展，医疗数据快速累积，使得医疗行业迈入大数据时代，推动了医疗大数据可视化的研究。医疗大数据可视化是指将医疗大数据以图像形式直观展示，并利用大数据挖掘和开发工具发现其医疗大数据中的未知信息的展示过程。

8.1.2 医疗大数据可视化的基础

1. 理论基础

医疗大数据的可视化旨在提供一种直观的可视化界面，使卫生行业的管理者、医务人员等通过视觉感官获取编码的医疗信息，经过大脑形成认知，并在交互分析过程中洞悉医疗信息内涵，获取卫生事业管理、疾病诊疗等方法。其理论基础包括视觉感知和认知、格式塔理论、视觉通道等[3]。

（1）视觉感知和认知。感知是指客观事物通过人的感觉器官在人脑中形成的直接反映，与可视化密切相关的主要是视觉感知，是指看到的输入信号的本质。视觉感知包括低阶视觉和高阶视觉，前者与物体的物理性质相关，包括深度、形状、边界和表面材质等；后者是指对物体的识别和分类。与感知相对应的认知，是指人们获得知识或应用知识的过程，或信息加工的过程。感知系统基于相对判断，而非绝对判断。使用相同的参照物或者相互对齐，有助于人们做出更加准确的相对判断。

（2）格式塔理论。格式塔理论是现代认知主义学习理论的先驱，认为整体不等于部分之和，结构比元素重要，视觉形象首先作为统一的整体被认知。其八大原则包括接近原则、相似原则、连续原则、闭合原则、共势原则、好图原则、对称原则、经验原则。格式塔理论又称为完形理论，认为人们在进行观察的时候，倾向于将视觉感知内容理解为常规的、简单的、相连的、对称的或有序的结构。同时，人们在获取视觉感知的时候，会倾向于将事物理解为一个整体，而不是将事物理解为组成该事物所有部分的集合。

（3）视觉通道。可视化将数据属性采用不同的视觉通道进行编码。人类感知系统在获取周围信息时，存在两种基本的感知模式。第一种为定性或分类模式，感知的信息是对象本身特征与位置，例如形状、颜色的色调或空间位置等；第二种是定量或定序模式，感知的信息是对象的某一属性的取值大小，例如直线长度、区域面积、空间体积、斜度、角度、颜色的饱和度与亮度等。此外，视觉通道可辨识的另一属性是分组，辨识分组基本的通道是接近性，根据格式塔理论，人类的感知系统可以自动地将相互接近的对象理解为属于同一组。定性的视觉通道适合编码分类的数据信息，定量或定序的视觉通道适合编码有序的或者数值型的数据信息，而分组的视觉通道则适合将存在相互联系的分类的数据属性进行分组，从而表现数据的内在关联性。

2. 技术基础

数据可视化是在计算机图形学、图像处理、计算机视觉及人机交互技术支撑下，利用几何图形、色彩、纹理、透明度、对比度及动画技术等手段，以图像的形式直观、形象地表达抽象数据，并进行交互处理。数据可视化技术涉及计算机图形学、图像处理、计算机辅助设计、计算机视觉及人机交互等众多研究领域[4]。

（1）计算机图形学与数据可视化。计算机图形学是指通过软件生成二维、三维或四维动态影像，其关注数据的空间建模、外观表达与动态呈现，是数据可视化编码和图形呈现的基础理论与方法。其中，计算机动画是计算机图形学的子学科，包括二维动画、三维动画、非真实感动画等，可展示数据的动态变化，挖掘时空数据中的内在规律；计算机仿真指采用计算机设备模拟特定系统的模型，计算机仿真获得的数据是数据可视化的处理对象之一，而将仿真数据以可视化形式表达则是计算机仿真的核心方法。

（2）视觉传达设计与数据可视化。视觉传达设计是对需传达信息的设计，以便接收信息的人能快速理解、吸收并做出判断和决策。它能冲破语言、文化背景和审美观念的阻碍，使数据经过可视化后能被大多数人理解并吸收。数据可视化中的元素有数值、文字、图形、坐标轴四大要素，其中颜色、形状、纹理、尺寸、位置、方向等为辅助元素。视觉传达设计中，通过视觉元素的设计协助数据更直观地表示，为数据可视化建立视觉层次，增强用户的视觉感知，使可视化更具趣味性。

（3）人机交互与数据可视化。数据可视化的最后一步是对最终呈现界面进行交互设计，在这一阶段，用户的角色发生了转变，因为能够对界面进行操作，从接收数据变为控制数据，从被动接收信息变为主动探索、分析信息[5]。这是数据可视化与信息分析、用户决策联系最紧密的步骤之一。人机交互指人与机器之间使用某种语言，以一定的交互方式，为完成确定任务的信息交换过程。在数据可视化中，通过人机界面接口实现用户对数据的理解和操纵。

8.1.3　医疗大数据可视化的意义

1. 有助于对医疗大数据的直观理解

医疗大数据的可视化借助直观的图形使得深入理解复杂的医疗大数据集成为可能。通过可视化，原本烦琐、分散的数据库中的数据项被分解成单个图元元素，且不同属性值通过多维数据的形式表示，形成由大量的数据集构成的数据图像，使得观察者可以从不同的维度视角观察原本只是数字的数据，丰富扩展了数据含义。原本纷繁复杂的医疗大数据以可视化图表的形式呈现给观察者，将医疗大数据以更加直观、清晰的形式展现出来，促进了数据的使用者对医疗大数据更加直观的理解。

2. 有助于揭示医疗大数据的内在规律

1854 年伦敦暴发霍乱疫情，感染区在 10 天内有近 500 人死亡，这种可怕的瘟疫从哪里产生到如何传播是一个谜。直到约翰·斯诺（John Snow）医生在比例尺为 1∶6500 的城区地图上标注出霍乱病死者的居住位置，发现大多数霍乱病死者的住所多围绕在宽街的一个水井附近，禁止从该井取水后短短数日，疫情被有效地控制。时至今日，信息时代大规模医疗数据增量产生，不断冲击我们的认知，医疗大数据可视化通过将大量抽象的数据用图形、图表等具象的形式表现，通过视觉化的处理，可以让复杂、晦涩难懂的医疗大数据信息以简单明了、易于理解的方式展现，有助于揭示数据隐含的信息，并发现大量不规则数据隐含的规律信息。

3. 有助于建立科学的医疗管理决策

医疗大数据可视化通过患者分析、医疗质量分析、运营效率分析等将医疗大数据可视化地展现出来，为医院管理者决策提供数据依据，通过人力资源监测、成本效益分析、分级诊疗数据分析等将医疗卫生资源相关数据进行可视化展示，为卫生行政部门管理者的决策提供佐证依据。通过面向医院管理者、医疗行政管理部门等建立医疗决策分析与可视化，直观展现健康医疗动态信息，助力医院管理者的科学、高效决策，助力政府在健康医疗领域的政策调整与宏观调控，助力营造更好的医疗卫生环境。

8.2 医疗大数据可视化流程与设计

8.2.1 医疗大数据可视化的流程

1. 数据可视化的基本流程

大多数人对数据可视化的第一印象可能就是各种图形，而图形只是数据可视化的具体体现，数据可视化不是简单的视觉映射，而是一个以数据流向为主线的完整流程。数据可视化的基本流程主要包括数据采集、数据处理和变换、可视化映射、用户交互和用户感知（见图 8-2）。一个完整的可视化过程，可以看成数据流经过一系列处理模块并得到转化的过程，用户通过可视化交互从可视化映射后的结果中获取知识和灵感。同时，用户可以通过可视化的交互功能进行互动，通过用户的反馈提高可视化的效果。

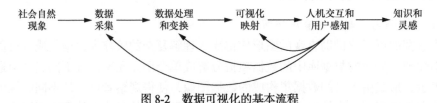

图 8-2 数据可视化的基本流程

（1）数据采集。数据采集是数据分析和可视化的第一步，采集的数据涉及数据格式、维度、分辨率和精确度等重要特性，这些都决定了可视化的效果。因此，在可视化设计过程中，一定要事先了解数据的来源、采集方法和数据属性，这样才能准确地反映要解决的问题。例如，在医学数据的可视化中，了解 MRI 和 CT 数据的来源、成像原理和信噪比等有助于设计更有效的可视化方法。

（2）数据处理和变换。这是进行数据可视化的前提条件，包括数据预处理和数据挖掘两个过程。一方面，前期采集得到的数据不可避免地含有噪声和误差，数据质量较低；另一方面，数据的特征、模式往往隐藏在海量的数据中，需要进一步的数据挖掘才能提取出来。所以，数据处理和变换是非常有必要的，它包括去噪、数据清洗、特征提取等流程。但是在大数据时代，我们所采集到的数据通常具有 4V 特征。如何从高维、海量、多样化的数据中挖掘有价值的信息来支持决策，除了需要对数据进行清洗、去噪之外，还需要依据业务目的对数据进行二次处理。常用的数据处理方法包括降维、数据聚类和切分、抽样等统计学和机器学习中的方法。

（3）可视化映射。可视化映射是数据可视化流程的核心所在，是将处理后的数据信息映射成可视化元素的过程。其主要目的是让用户通过可视化结果去理解数据信息以及数据背后隐含的规律。该步骤将数据的数值、空间坐标、不同位置数据间的联系等映射为可视化视觉通道的不同元素,如标记、位置、形状、大小和颜色等。因此,可视化映射是与数据、感知、人机交互等方面相互依托来共同实现的。

(4)人机交互和用户感知。数据可视化是为了反映数据的数值、特征和模式,以更加直观、易于理解的方式,将数据背后的信息呈现给目标用户,辅助其做出正确的决策。但通常我们面对的数据是复杂的,数据所蕴含的信息是丰富的。如果在数据可视化中将所有的信息不经过组织和筛选全部机械地摆放出来,不仅会让整个页面显得特别"臃肿"和混乱,缺乏美感,亦会模糊重点、分散用户的注意力,降低用户在单位时间内获取信息的能力。滚动和缩放、颜色映射的控制、数据映射方式的控制、数据细节层次的控制等人机交互方式的设计,可以弥补此缺陷。

数据可视化反映的结果只有被用户感知才能转换成知识和灵感。数据可视化可让用户从数据中探索新的信息,也可证实自己的想法是否与数据所展示的信息相符合,用户还可以利用可视化结果向他人展示数据所包含的信息。用户在感知过程中,除了被动接收可视化的图形之外,还可通过与可视化各模块之间的交互,主动获取信息。

2. 几种典型的可视化流程

1990 年,Haber 和 McNabb[6]提出了泛可视化流水线(见图 8-3),描述了从数据空间到可视化空间的映射,包括数据分析、数据过滤、数据可视化映射和可视化图形的绘制,其常用于科学计算可视化。

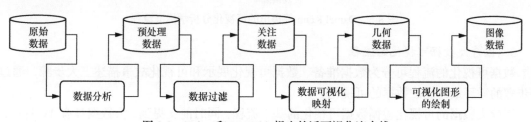

图 8-3 Haber 和 McNabb 提出的泛可视化流水线

1999 年,Card、Mackinlay 和 Shneiderman[7]描述了信息可视化流程模型(见图 8-4),将流水线改进成回路,用户可在任何阶段进行交互,其后的所有信息可视化系统和工具包都支持这个模型,大多数系统只在实现上存在细微的差异。

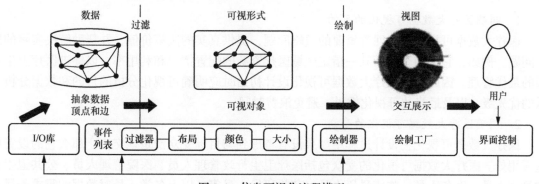

图 8-4 信息可视化流程模型

2010 年，Daniel Keim 等[8]人提出了一个典型的可视化分析学标准流程，如图 8-5 所示。这个流水线的起点是输入的数据，终点是获得的知识。从数据到知识有两个途径：一是对数据进行交互可视化，以帮助用户感知数据中蕴含的规律；二是按照给定的先验假设进行数据挖掘，从数据中直接提炼出数据模型。用户既可以对可视化结果进行交互的修正，也可以调节参数以修正模型。

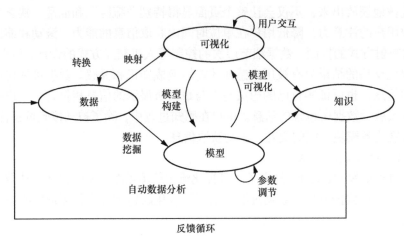

图 8-5　Daniel Keim 等提出的可视化分析学标准流程

3. 医疗大数据可视化的流程

数据可视化的流程可分为数据准备、数据可视化展示和可视化故事描述三大步骤，通过这些步骤的循环最终完成数据的可视化。

医疗大数据的可视化遵循数据可视化的基本流程，同时前文提到，大数据具有 4V 特征，其可视化更加复杂。而医疗大数据除了具备大数据的特征外，还有多态性、时效性、不完整性、冗余性、隐私性等特征。因此，医疗大数据可视化中数据采集、数据处理和变换等过程所需要的方法更加复杂。

8.2.2　医疗大数据可视化设计的基本原则

1. 明确医疗大数据可视化的目的

医疗大数据可视化应能回答重要的战略问题，提供真实的决策价值，并帮助解决实际的医疗问题。例如，它可用于分析某一指定区域医疗资源的配置情况和利用率，以促进医疗卫生资源的最优管理。因此，在医疗大数据可视化设计初始时应明确可视化分析的目的和数据分析展示的优先级，以及最终的可视化效果，避免浪费时间。

2. 明确医疗大数据可视化的受众

医疗大数据可视化在设计过程中如果没有考虑到与目标受众清楚地交流，那么它的设置则毫无用处。医疗大数据可视化的受众包括医疗卫生行政管理人员、医院管理人员、公共卫生机构管理人员、医务人员、临床科研人员、药物研发人员等，以上各类人员对数据的需求不尽相同，医疗大数据可视化应与受众的专业知识兼容，并能够让受众轻松、快速地查看和处理数据，同时要充分考虑到受众对数据呈现的基本原理的熟悉程度，以及他们是否可能具有数据可视化的背景知识、是否需要经常定期查看图表。

3. 注重数据的比较

想要数据反映出问题，就必须有比较，比较是一种相对的变化，不仅仅在于量的呈现，通过比较可以更清晰地看到问题的存在性。例如，医疗大数据中，疾病分布的比较，要注意"三间"的比较，包括人间、时间、空间等的比较。人群分布比较方面，包括年龄、性别、职业、民族、婚姻状况等；时间分布比较方面，包括短期波动、季节性、周期性、长期性等；地区分布比较方面，包括不同国家和不同地区的分布比较、城乡分布比较等。

4. 建立明确的数据指标

在数据可视化过程中，建立数据指标才会有对比性，才能知道标准的位置在哪里，也能知道问题在哪里。医疗大数据复杂、多样，医疗卫生资源的管理、临床医疗决策等均应有明确的标准参照，医疗大数据可视化亦应建立明确的数据指标。我们在建立数据指标时要基于文献资料、标准指南等，结合自身专业背景进行，不能凭空想象，以保证医疗大数据可视化的使用者根据现有的数据指标进行正确的思考，做出科学的决策。

5. 使用正确的数据图表

图表种类繁多，选择最适合可视化呈现的数据本身就是一门艺术。正确的图表不仅会使数据更易于理解，而且会以准确的方式显示。为了做出正确的选择，必须充分了解各类图表所适用的数据。同时，应增加图形的可读性和生动性，在保证基础的数据可视化基础上，让数据表格或者数据图形呈现的方式更加多样化，让受众的接受度更高。

此外，在医疗大数据可视化的设计中，我们还应遵守表达力强、有效性强、能简洁地传达信息、易用和美观等可视化设计标准，从而能够全面、简单明了地阐述医疗大数据蕴含的信息，便于用户理解，提高可视化工作效率。

8.2.3　医疗大数据可视化设计框架

可视化设计需要运用数据挖掘、心理学、光学等学科的理论知识，同时需要融合设计者对相关领域的理解和工作经验。基于医疗大数据的属性特征，其可视化设计更加复杂，对设计者的要求也更高。因此，医疗大数据可视化是一个循序渐进的过程，其设计由粗到细不断完善。通过融合国内学者[3, 9]提出的数据可视化设计框架，结合医疗大数据的属性特征，我们提出了医疗大数据可视化设计框架，如图 8-6 所示。

1. 可视化问题确定

这是医疗大数据可视化设计的第 1 层，即问题层。在这一层，需要准确定义可视化需要解决的问题和预期达到的目标。首先，可视化设计人员要了解用户的数据属于哪个特定的目标领域，例如医疗卫生资源分布相关数据、临床诊疗相关数据、药物研发相关数据等，从而确定该数据的特有术语，以准确描述数据和问题。其次，可视化设计人员对问题的描述务必细致，以保证后续设计环节的顺利进行。最后，可视化设计人员需要收集与问题相关的信息，以建立系统原型，并通过观察用户与原型系统的交互过程来判断所提出方案的实际效果。

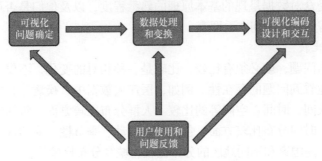

图 8-6   医疗大数据可视化设计框架

2．数据处理和变换

这是医疗大数据可视化设计的第 2 层，即数据层，它将问题层确定的需求和数据转换为数据可视化术语，如何将医疗领域特定的需求转化为通用的可视化任务，这是医疗大数据可视化设计人员面临的重要挑战之一。通用任务分类包括不确定性计算、关联分析、循证、参数确定等。与数据相关的操作则包括取值、过滤、统计、极值计算、排序、确定范围、提取分布特征、离群值计算、异常检测、趋势预测、聚簇和关联等。在数据处理和变换过程中，可视化设计人员需要考虑是否要将用户提供的数据集转化为其他形式，以及使用何种转化方法，以便选择合适的视觉编码，完成分析任务。

3．可视化编码设计和交互

这是医疗大数据可视化设计的第 3 层，即编码层。这一层需要设计出良好的可视化效果，主要是设计视觉编码和交互方法，这也是医疗大数据可视化研究的核心内容。视觉编码和交互这两个层面通常相互依赖。同时，数据层确定的可视化任务应能够被用于指导医疗大数据可视化视觉编码方法的选取。

4．用户使用和问题反馈

这是医疗大数据可视化设计的第 4 层，即应用层。这一层需要具体实现与前面 3 层匹配的医疗大数据可视化展示和交互算法，是可视化的具体实现过程，需要解决可视化系统的运行效率问题。它与编码层的不同之处在于，编码层确定应当呈现的内容以及呈现的方式，而它解决的是如何具体实现的问题。

参考文献

[1]   陈为, 沈则潜, 陶煜波, 等. 数据可视化 [M]. 北京: 电子工业出版社, 2013.

[2]   何冰, 霍良安, 顾俊杰. 数据可视化应用与实践[M]. 北京: 企业管理出版社, 2015.

[3]   陈为, 张嵩, 鲁爱东. 数据可视化的基本原理与方法[M]. 北京: 科学出版社, 2013.

[4] 朱希安, 王占刚. 数据可视化与挖掘技术实践[M]. 北京: 知识产权出版社, 2017.

[5] 曾悠. 大数据时代背景下的数据可视化概念研究[D]. 杭州: 浙江大学, 2014.

[6] HABER R B, MCNABB D A. Visualization idioms: a conceptual model for scientific visualization systems[J]. Visualization in Scientific Computing, 1990.

[7] CARD S K, MACKINLAY J D, SHNEIDERMAN B. Readings in information visualization: using vision to think[M]. San Francisco, CA, USA: Morgan Kaufmann Publishers Inc, 1999.

[8] KOHLHAMMER J, KEIM D, POHL M, et al. Solving problems with visual analytics[J]. Procedia Computer Science, 2011, 7: 117-120.

[9] 杨尚森, 许桂秋. 大数据可视化技术[M]. 杭州: 浙江科学技术出版社, 2020.

[5] 翁士增, 王万良, 杨旭华. 基于可视化技术的……
[6] FALKE H B, MCNABB C A. Visualization clusters a conceptual model for scientific visualization environments. Visualization in Scientific Computing, 1990.
[7] ……
……map to industry], San Francisco: IEEE, 1994. HPC visualization……
[8] SCHUMANN H, KREBS D, FORTH M, et al. Solving problems with visual computing[J]. Proc. Computer Graphics, 1998.
[9] 唐泽圣, ……

9.1　数据可视化的常用工具

9.1.1　初级可视化工具

　　Excel 是常用的办公软件，可作为数据可视化的入门级工具。Excel 支持条形图、折线图、饼图、面积图、散点图、雷达图、直方图、箱形图等多种图形的制作（见图 9-1），可满足定量数据资料和定性数据资料的可视化需求，亦可满足离散型数据资料和连续型数据资料的可视化需求。Excel 使用简单、操作方便、入门要求较低，可实现医疗数据的分布特征（空间-时间-人间）、结构特征、发展变化特征、线性关系等的快速可视化。但 Excel 在颜色、线条和样式上可选择的范围有限，难以制作出专业出版物或网站上需要的可视化图形[1]。

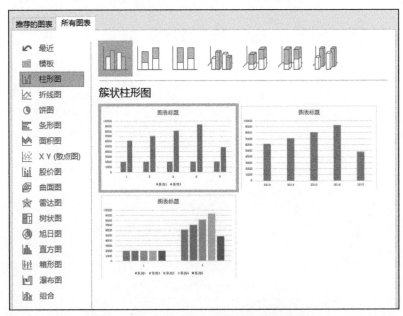

图 9-1　Microsoft Excel 2016 的图表选择界面

9.1.2 信息图表类可视化工具

1. D3.js

D3.js 是一个基于数据操作文档的 JavaScript 库，可供用户在线使用。D3.js 对 Web 标准的支持非常友好，基本可以完美兼容当前各种浏览器，可以帮助用户使用 HTML、SVG 和 CSS 将数据以非常直观的方式呈现出来，其拥有 30 多个模块和 1000 多种方法。D3.js 不是单一的框架，它支持提供每一个可想到的功能，是用于探索性可视化的工具，可支持图像的定制。D3.js 能够基于数据高效地处理文档，允许使用者将任意数据绑定到文档对象模型（Document Object Model，DOM），然后将数据驱动的转换应用于文档。例如，用户可以使用 D3.js 从数字数组生成 HTML 表格。D3.js 灵活性高，能够使用 HTML、SVG 和 CSS 等 Web 标准的全部功能；同时，D3.js 处理数据的速度非常快，能以最小的开销支持大数据集和交互动画的动态行为。

2. ECharts

ECharts 是一个基于 JavaScript 的开源可视化图表库，是基于伯克利软件套件（Berkeley Software Distribution，BSD）开源协议的可视化前端框架，其提供直观、交互丰富、可高度个性化定制的数据可视化图表，可以流畅地运行在计算机和移动设备上，兼容当前绝大部分浏览器。ECharts 具有动态叙事、视觉设计、交互能力、开发体验和可访问性五大功能模块，动态排序图、自定义系列动画、默认设计、标签、时间轴、提示框、仪表盘、扇形圆角、状态管理、性能提升、数据集、国际化、TypeScript 重构、主题配色、贴花图案等 15 项功能特性，提供了折线图、柱状图、饼图、散点图、K 线图、雷达图、盒须图、热力图、地图、关系图、路径图、树图、矩形树图、旭日图、平行坐标系、桑基图、漏斗图等丰富的图表，并支持多图表、组件的联动和混搭展现。ECharts 示例界面如图 9-2 所示。

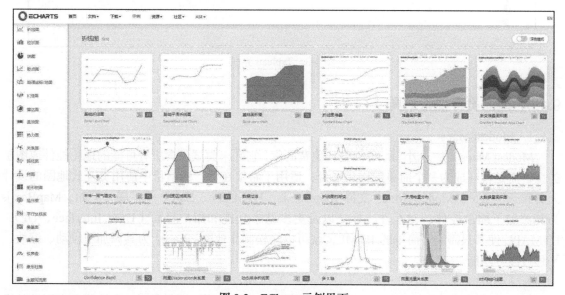

图 9-2　ECharts 示例界面

3. Tableau

Tableau 工具依靠核心的数据处理引擎，能够处理各种规模的数据，同时保证数据提取和分析，并提供可视化交互[2]。Tableau 是一个不需要编程又可对数据进行深入分析的可视化工具，提供了条形图、折线图、饼图、交叉图、散点图、气泡图、项目符号图、树图、凹凸图、甘特图、直方图、动态图、瀑布图等多种图形功能，还支持预测及趋势分析等。Tableau 将数据连接、运算、分析与图表结合在一起，使各种数据容易被操控，用户只需将大量数据拖放到数字画布上，就能快速地创建出各种图表。它支持不同数据源的融合应用，无须编程，可快速实现多种数据的可视化。Tableau 界面如图 9-3 所示。

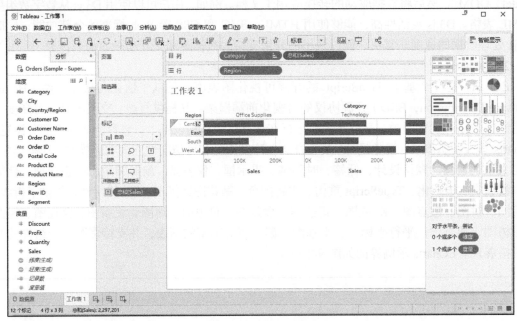

图 9-3   Tableau 界面

9.1.3   地图类可视化工具

1. Modest Maps

Modest Maps 是一个小型、可扩展且免费的库，它并未尝试包含所有可能的地图控件或图层类型，而是旨在成为一个简单的构建平台，适用于希望在自己的项目中使用交互式地图的设计人员和开发人员。Modest Maps 支持 MapBox.js、HTMAPL、Easey 等扩展，例如，MapBox.js 为其添加了缩放控件、交互性、标记以及更多基本功能和用户界面（User Interface，UI）；HTMAPL 使其只需编写简单的 HTML，就可以轻松制作地图；Easey 为其添加了缓动、缩放、平移过渡等功能。

2. Leaflet

Leaflet 是适用于移动端交互地图的主要开源 JavaScript 库，坚持简单、高性能和实用性的设计思想，通过小型化和轻量化来满足移动网页的需求，可以在所有主要的桌面和移动端平台上高效地运行，可以扩展插件。Leaflet 拥有易用、美观、文档清晰的 API 及简单、易读的源代码。

3. Polymaps

Polymaps 是一个 JavaScript 库，用于以 Google Maps、Modest Maps、CloudMade 和 OpenLayers 的风格生成"滑动"地图。大多数地图库专注于 256×256 像素的图块，对动态叠加（例如边界和点云）的支持有限。Polymaps 通过将图块隐喻扩展到矢量图形，更好地支持交互式地图上丰富、大规模的数据叠加。除了 OpenStreetMap、CloudMade、Bing 和其他基于图像的网络地图提供商的常用制图外，Polymaps 还提供地图上多缩放数据集的快速显示，并支持平铺矢量数据的各种视觉呈现，可以加载各种比例的数据，因此非常适合显示从国家到省、市、县、乡（社区）等不同层级的信息。

4. OpenLayers

OpenLayers 是完全免费的开源 JavaScript 库，支持在任何网页中放置动态地图。它可以显示从任何来源加载的地图图块、矢量数据和标记。平铺层，从 OSM、Bing、MapBox、Stamen 和可找到的任何 XYZ 源中提取图块，并支持 OGC 映射服务和 untiled 层；矢量图层，渲染来自 GeoJSON、TopoJSON、KML、GML、Mapbox 矢量瓦片和其他格式的矢量数据。

9.1.4　编程类可视化工具

1. Processing

Processing 在 2001 年诞生于美国麻省理工学院，最初的目标是开发图形的 sketchbook（草图）和环境，以形象地教授计算机科学的基础知识，之后逐渐演变成用于创建图像可视化专业项目的一种环境。Processing 是一种开源语言，是用 Java 编写的，但并不包括 Java 的一些较为高级的特性，这些特性大多被集成到 Processing。Processing 具有语法简单、操作简便的特点，在 macOS、Windows 和 Linux 上均可运行，并支持将图像以多种格式导出。Processing 的开发环境被称为加工开发环境（Processing Development Environment，PDE），在 PDE 的界面中，有工具栏、代码编辑区、控制台 3 个部分，支持二维和三维图形的绘制。

2. R 语言

R 语言提供了多种统计（线性和非线性建模、经典统计分析、时间序列分析、分类、聚类等）和图形技术，并且具有高度可扩展性，允许用户通过定义新函数来添加附加功能。ggplot2 的出现让 R 语言成功跻身于一流可视化工具之列。作为 R 语言中强大的作图软件包，ggplot2 具有自成一派的数据可视化理念：将数据、数据相关绘图、数据无关绘图分离，并采用图层式的开发逻辑，且不拘泥于规则，各种图形要素可以自由组合。

3. Python

Python 中常用的一款数据可视化工具是 Matplotlib，支持静态图形的绘制，很多其他的库都是以其为基础构建的，或在分析期间与其协同合作。此外，Python 的数据可视化工具还包括 FineBI、Seaborn、ggplot、Bokeh、Pygal 等。FineBI 的功能全面，但支持的图表种类相对较少，其特色功能主要包括 ExcelView、数据地图、SPA 螺旋式分析、即席分析等；Seaborn 相较于

Matplotlib 的主要区别是其默认样式以及更美观、更现代的调色板设计；ggplot 旨在以简单的方式提高 Matplotlib 可视化的视觉感染力；Bokeh 完全基于 Python，其优势在于能够创建交互式的、可直接用于网络的绘图，并支持流媒体和实时数据；Pygal 提供了可以嵌入 Web 浏览器中的交互式绘图，能够将图表输出为 SVG 格式。

9.2　精准医疗数据可视化的工具

9.2.1　基因组的可视化工具

随着高通量测序技术的发展，以高通量测序技术为基础的组学数据逐渐应用到临床医学研究和疾病诊疗中。基因组学数据是医学大数据的重要组成部分，如何清晰认识基因组学数据对精准医学的研究至关重要。目前，国内外基因组研究相关机构已开发了多种基因组可视化工具，以满足基因组可视化、大规模基因组数据分析和应用的需求[3]。基于 Web 的可视化工具包括 UCSC Genome Browser（UCSC-GB）、Ensembl、美国国家生物技术信息中心（National Center for Biotechnology Information，NCBI）的 Genome Data Viewer 等；可在用户本地安装或者作为独立软件的可视化工具包括 Integrative Genomics Viewer、Circos 等。

1. UCSC-GB

UCSC-GB 由美国加州大学圣克鲁兹分校（University of California Santa Cruz，UCSC）创立和维护，是一款常用的基因组在线浏览器，主要包含人类、小鼠、果蝇等多种常见动物的基因组信息。同时，UCSC-GB 提供了一系列的基因组分析工具，帮助用户浏览基因信息、查看已有基因组注释信息和下载基因序列等。UCSC-GB 的主要开发语言是 Java 和 Python，后台数据库依赖 MySQL，并提供 MySQL 的公共接口，能够兼容主流网络浏览器。UCSC-GB 拥有 Genome Browser、Blat、Table Browser、Variant Annotation Integrator、In-Silico PCR、LiftOver、Gene Sorter、Genome Graphs 等多种工具，支持交互式基因组数据可视化、序列和引物快速比对、序列转换、变异注释、系统发育树创建等多种功能。

Genome Browser 主界面可分为检索查询区、可视化区和数据集管理区。检索查询区支持按照基因名称、染色体碱基范围、其他位置信息等检索查询目标基因序列。可视化区将基因组信息在参考基因组序列框架下，沿序列坐标轴方向，将不同类型数据集以 tracks 形式层叠展现，提供了 hide、dense、squish、pack、full 这 5 种展现形式。在数据集管理区中可进行数据集的分组管理、展示模式管理及用户上传数据的可视化。

2. Ensembl

Ensembl 是欧洲生物信息研究所（EMBL-European Bioinformatics Institute，EMBL-EBI）和英国桑格学院研究所（Wellcome Trust Sanger Institute，WTSI）共同开发和维护的一个软件系统，旨在为基因组研究人员提供集中资源，是用于检索基因组信息的常用基因组浏览器之一，是开源、全自动的基因注释软件系统。Ensembl 能够自动生成基因和其他基因组数据与参考基因组比对的图形视图，并能够对人类基因自动进行注释。Ensembl 拥有其特有的 BioMart 功能，可以依据设定的要求对基因组进行条件性检索，检索的结果以可视化图表的形式给出。

除了网站之外，Ensembl 还提供 Perl API，包括核心 API、比较 API（用于比较基因组学数据）、变异 API（用于访问 SNP、SNV、CNV 等）和功能基因组学 API（用于访问监管数据）。同时，Ensembl 提供了许多使用 API 运行常见数据分析的 Perl 脚本，例如 VEP，VEP 可确定变异（SNP、插入、缺失、CNV 或结构变异）对基因、转录本和蛋白质序列以及调控区域的影响。

3. Circos

Circos 是由波兰人马丁·克日温斯基（Martin Krzywinski）开发的一个基于 Perl 语言的基因组数据可视化软件包，它以圆形布局可视化数据。为了满足不同编程水平用户的需求，Circos 亦提供了在线版本，用户提交数据后，可得到绘制后的图形。Circos 中图像的创建是通过纯文本配置文件控制的，没有交互式用户界面，有技术人员在 R 语言里开发了一个几乎与 Circos 功能一样的包，使得绘制的过程可交互。

Circos 改变了科学界对基因组变化（基因组随时间的变化，或者两个或多个基因组之间的差异）进行可视化的方式。它的一个即时应用是创建有效的数字，显示癌症基因组与健康基因组的差异，如图 9-4 所示。使用 Circos 可以轻松绘制、格式化和分层数据。Circos 中大量的绘图和特征参数是可定制的，进而创作出最能传达数据的图像。数据作为纯文本文件提供给 Circos，使用配置文件告诉 Circos 想要绘制什么，即可运行程序创建图像。

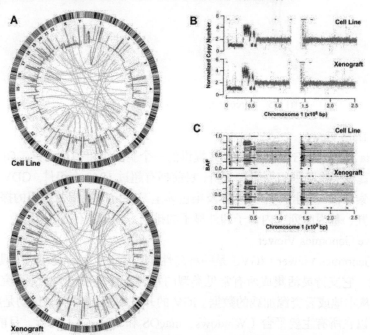

图 9-4 NCI-H209 细胞系和源自它的异种移植肿瘤的序列分析[4]

注：图片出自 ROSSELLO F J、TOTHILL R W、BRITT K 等的论文 Next-generation sequence analysis of cancer xenograft models。

　　Circos 中绘制的基因组数据、染色体数据一般位于 Circos 图中的最外圈，它可以决定其他圈的方向、位置等关键信息，起到类似坐标轴的作用。染色体可从形状、大小、颜色、方向、位置等多方面设置。图 9-5 展示了人类染色体的几种典型的设置方式。其他可展示的图形结构主要包括点、线、直方图、热图、文本等，其中，点可用来表示各染色体不同位置的 SNP 的突变，线可用来展示不同染色体区域之间的相关关系，热图可用来展示单位区域突变数量的变化等。

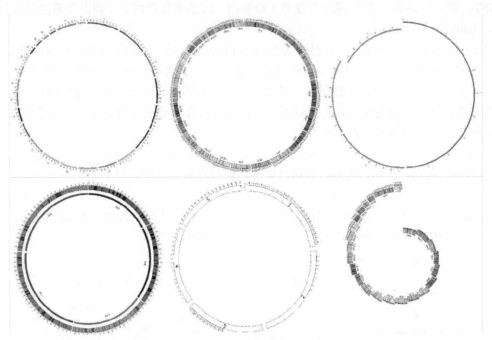

图 9-5　Circos 中人类染色体典型的设置方式

4. Genome Data Viewer

　　Genome Data Viewer（GDV）是 NCBI 提供的一个基因组可视化工具，GDV 支持 NCBI 及非 NCBI 注释的真核生物基因组探索和分析，目前拥有超过 1340 个组件。GDV 支持完整基因组信息的浏览和检索，同时支持单个染色体及染色体上某特定区域相关基因的探查，例如基因在基因组中所处位置、基因序列、内含子和外显子的排列、细胞遗传学图等。

5. Integrative Genomics Viewer

　　Integrative Genomics Viewer（IGV）是一种高性能、易于使用的交互式工具，用于基因组数据的可视化探索。它支持灵活集成所有常见类型的基因组数据和元数据、研究人员生成的或公开可用的数据、从本地或云资源加载的数据。IGV 的开发始于 2007 年，最初是用 Java 编写的桌面应用程序，可以在所有主要平台（Windows、macOS 和 Linux）上运行。目前 IGV 有多种形式，包括最初的 IGV-Java 桌面应用程序、IGV-Web 网络应用程序、igv.js 可以嵌入网页的 JavaScript 组件（面向开发人员）等。IGV 的一个关键特点是关注基因组研究的整合性，支持基于阵列和下一代测序数据，以及临床和表型数据的整合。

6. GBrowse

GBrowse 是 Genetic Model Organism Database（GMOD）项目开发的一个基于 Web 的基因组浏览器，具有灵活的定制功能，支持多种应用平台如 Windows、Linux 等，其被广泛使用。GBrowse 的基本功能是提供一个可视化的基因组浏览界面，该界面是一个以序列长度作为横坐标、以各数据项作为纵坐标的二维显示界面，目前支持基因组序列以及基因、SNP 等常见注释数据的显示。对于序列数据浏览，GBrowse 界面上给出不同粒度上的数据浏览区域：概要区域是整个序列长度范围的数据显示区域，细节区域则是更细粒度范围的数据显示区域，最小可以显示出碱基序列。开发人员可以根据自己的需求设置数据项的显示区域。概要区域一般放置序列相对较长的数据项，如基因、转录，或者需要在较大粒度范围内查看的数据项，如 SNP 每 20kp 的密度分布等；而细节区域则放置序列相对较短的数据项，如 SNP、Reads，或者需要在细粒度范围内查看的数据项，如基因的碱基序列信息、GC 含量分布等。

7. JBrowse

JBrowse 基因组浏览器是 GMOD 项目开源的一款基因组浏览器，作为 GBrowse 的继承者，JBrowse 基于 AJAX 动态获取数据，能够快速加载数据，较好地适配大规模数据展示。同时，JBrowse 是基于 JavaScript 和 HTML5 构建的基因组可视化浏览器，可扩展性强，可在本地安装并运行。JBrowse 支持多种格式基因组数据文件导入，包括 GFF3、BED、FASTA、Wiggle、BigWig、BAM、CRAM、VCF、REST 等，根据用户选择自定义上传文件，能够直观地展示基因组序列、注释信息、比对结果等，其界面如图 9-6 所示。

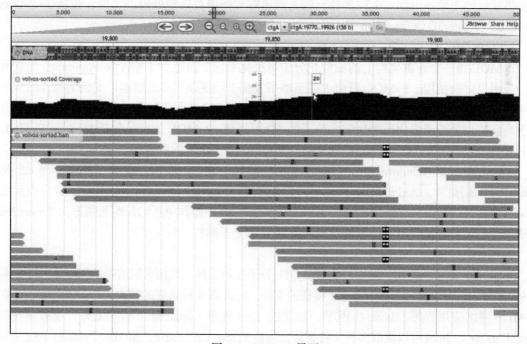

图 9-6　JBrowse 界面

9.2.2　分子结构的可视化工具

精准医疗数据的复杂性促进了其可视化研究的不断深入，分子结构可视化在生物学领域主要集中在 DNA 和蛋白质 3D 结构分析[5]。目前有关 DNA 和蛋白质的结构数据很多，用计算机清晰及真实地模拟这类分子的 3D 结构有助于分析分子的功能，从而推动人们对基因、蛋白质等组学数据的探索和认知，促进精装医疗的发展。分子结构可视化的工具主要包括 VMD、PyMOL、Jmol、UCSF Chimera 等，下面将予以介绍。

1. VMD

VMD 是专为蛋白质、核酸、脂质双层组件等生物系统的建模、可视化和分析而设计的。它也可用于查看更一般的分子，因为 VMD 可以读取标准蛋白质数据库（Protein Data Bank，PDB）文件并显示包含的结构。VMD 提供了多种渲染和着色分子的方法：简单的点和线、CPK 球体和圆柱体、甘草键、骨干管和带、卡通画等。VMD 可用于对分子动力学（Molecular Dynamics，MD）模拟的轨迹进行动画处理和分析。特别是，VMD 可以作为外部 MD 程序的图形前端，通过在远程计算机上显示和动画化正在模拟的分子。

VMD 内置标准 Tcl/Tk 和 Python 脚本语言，支持所有主流计算机平台、多核处理器及图形处理单元（Graphics Processing Unit，GPU）加速计算，对分子、原子、残基或轨迹帧数没有限制，通过广泛的内置文件读取器/写入器插件和翻译器库支持 60 多种分子文件格式和数据类型。VMD 包括一个多序列比对插件，允许组织、显示及分析蛋白质和核酸的序列和结构数据。VMD 能够将显示的图形导出到可由许多流行的光线追踪和图像渲染包处理的文件，包括 POV-Ray、Rayshade、Raster3D 和 Tachyon 等。

2. PyMOL

PyMOL 是一个开源架构上的商业化分子可视化系统，由施罗丁格（Schrödinger）维护和分发，需用户付费使用。PyMOL 目前（截至本书完稿）已更新至 2.5 版本，支持的操作系统和硬件环境包括 64 位的 Windows 10 或更新版本、macOS 10.12 及以上版本、Linux 等。PyMOL 适用于高品质小分子或蛋白质等生物大分子的 3D 可视化。PyMOL 的产品包括 Desktop PyMOL 和 AxPyMOL，其中 Desktop PyMOL 是用于渲染和动画化 3D 结构的软件包。

AxPyMOL 是 Windows PowerPoint 的一个插件，它可以演示 3D 分子数据，而无须标记 PowerPoint 幻灯片。AxPyMOL 允许用户轻松地将 PyMOL 中保存的 PyMOL 节目直接嵌入 PowerPoint 幻灯片中。在演示期间，可以在 PowerPoint 中操作 PyMOL 而无须退出 PowerPoint，以使用预先设置的多个有利位置和渲染方案来显示分子结构。

3. Jmol

Jmol 是一款功能实用、对用户免费的 3D 分子显示工具，其用卡通渲染的蛋白质 3D 结构如图 9-7 所示，它可快速完成对生物分子特征的支持。Jmol 以 4 种独立的模式运行：使用 jQuery 的纯 HTML5 网络应用程序、Java 小程序、独立的 Java 程序（Jmol.jar）和 "无头" 服务器端组件（JmolData.jar）。Jmol 可以读取多种文件类型，包括 PDB、CIF、SDF、MOL、PyMOL PSE 文件和 Spartan 文件，以及 Gaussian、GAMESS、MOPAC、VASP、CRYSTAL、CASTEP、QuantumEspresso、

VMD 等。文件可以直接从多个数据库传输，包括 RCSB、EDS、NCI、PubChem 和 MaterialsProject。同时，Jmol 也可以加载和比较多个文件，并拥有丰富的脚本语言和完善的 Web API，允许轻松定制用户界面。

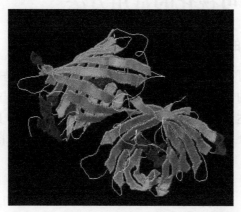

图 9-7　Jmol 中用卡通渲染的蛋白质 3D 结构

4. UCSF Chimera

UCSF Chimera 是一个用于分子结构和相关数据（包括密度图、轨迹和序列比对）的交互式可视化和分析的程序，它可免费用于非商业场景，学术机构、政府和非营利机构以及个人用户可以免费下载。UCSF Chimera 功能强大，主要包括变形、用户驱动分析、UniProt 的注释、多序列比对、序列结构的查找汇总、结构叠加、基于结构的序列比对、对接分子筛选、保护着色、功能区样条制作、距离图和联系图的绘制、拉马钱德兰图（见图 9-8）的绘制、特殊背景密度显示、B 因子着色、多尺度模型编辑、分析图形、径向着色、按密度着色、旋转异构体等。

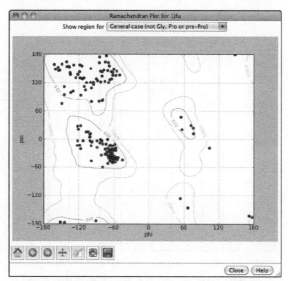

图 9-8　UCSF Chimera 的特色功能——拉马钱德兰图

9.3　医疗大数据可视化的常用方法

9.3.1　医疗数据可视化的常用统计图

当我们进行医疗数据可视化的时候，首先要明确我们关心的是什么问题，然后找到合适的作图方法。统计图即用点的位置、线段的升降、直条的长短、面积的大小等来表达统计数据的一种形式，能够直观地表达资料的特征，给读者留下深刻的印象。医疗数据可视化过程中，常用的统计图包括条图、百分条图、圆图、线图、半对数线图、散点图、直方图、统计地图等[6]。

1. 常用统计图

（1）条图和百分条图。条图即用等宽直条的长短表示相互独立的各项指标数量的大小。所比较的数值可以是绝对数，也可以是相对数。条图包括单式条图和复式条图两种。这里以国家卫生健康委员会发布的《2020 年我国卫生健康事业发展统计公报》中的数据为例说明。按一个统计指标、一种因素分组的条图为单式条图，如图 9-9 所示；按两个及以上指标、两种及以上因素分组的条图为复式条图，如图 9-10 所示。此外，百分条图用于表示事物内部各部分所占比例。

（2）圆图。圆图的用途与百分条图的相同，它用圆的面积表示事物的全部，用各扇形的面积表示各个组成部分所占比例，圆内各部分按事物自然顺序或者百分比的大小顺序排列。如图 9-11 所示，世界卫生组织国际癌症研究机构（International Agency for Research on Cancer，IARC）发布的 2020 年全球最新癌症负担数据中用圆图直观展示了 2020 年全球癌症发病率前十的癌症类型。

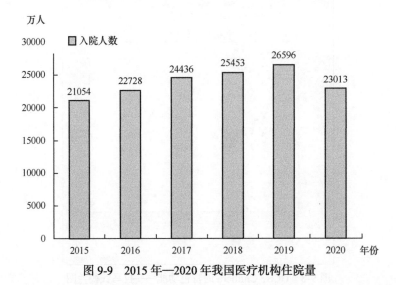

图 9-9　2015 年—2020 年我国医疗机构住院量

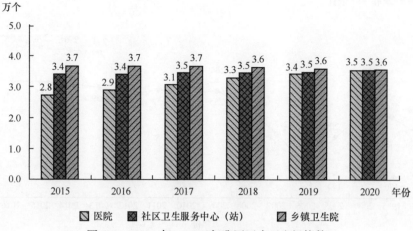

图 9-10 2015 年—2020 年我国医疗卫生机构数

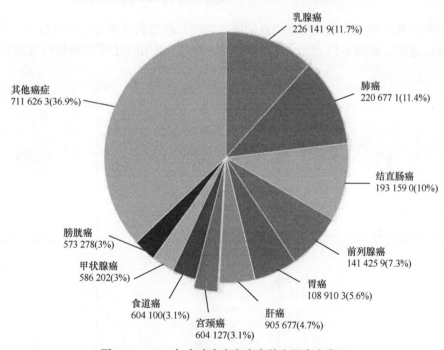

图 9-11 2020 年全球癌症发病率前十的癌症类型

（3）线图和半对数线图。线图是用线段的升降表示统计指标的变化趋势，或者某现象随另一现象的变迁情况。线图适用于医疗数据中的连续型变量数据，一条折线为单式线图、两条及以上折线为复式线图，如图 9-12 所示。此外，半对数线图用于表示事物的发展速度，适用于不同组别间相差悬殊的数据。

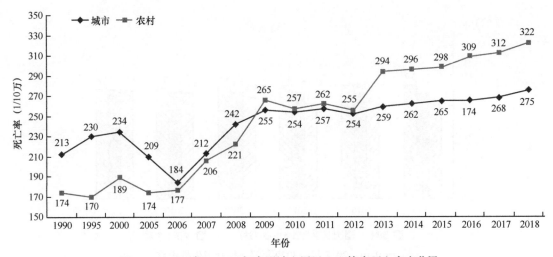

图 9-12　1990 年—2018 年中国城乡居民心血管病死亡率变化[7]

（4）散点图和气泡图。散点图是用点的密集程度、趋势表示两变量间的相关关系，点与点之间不用线段连接。如图 9-13 所示，有学者[8]将心电散点图用于心率变异性的直观显示。

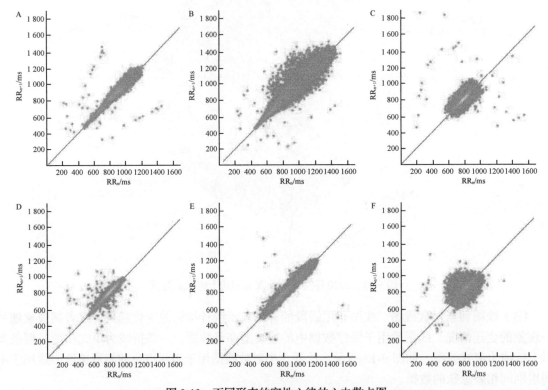

图 9-13　不同形态的窦性心律的心电散点图

说明：A——典型棒球拍形；B——扩张形；C——短棒形；D——梭形；E——鱼雷形；F——不规则类圆形。

气泡图是散点图的一种变形，通过每个点面积的大小来反映三维信息。如果为气泡图加上不同的颜色或标签，气泡图就可用来表示四维数据。

（5）直方图。直方图常用于展示连续型医疗数据的频数或者频率分布，通常可根据频率分布表绘制直方图。若纵轴为频率密度及频率/组距，则每个直条的面积就等于相应组段的频率，这样就形成了频率密度直方图。

（6）箱形图。箱形图常用于描述连续型医疗数据的分布特征，可通过 5 个特征值直观展示所描述数据的分布特征。5 个特征值包括：最小值、下四分位数（P_{25}）、中位数（P_{50}）、上四分位数（P_{75}）、最大值。P_{25} 和 P_{75} 构成箱形图的箱体部分，P_{25} 和扣除异常值以外的最小值之间、P_{75} 和扣除异常值以外的最大值之间分别构成箱形图的上、下两条触须。图 9-14 所示的箱形图展示了国家远程医疗中心远程病理诊断报告的等待时长[9]。

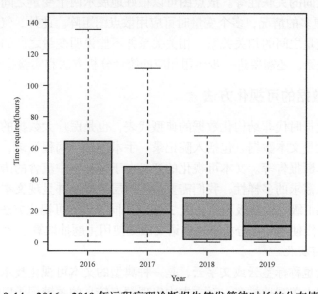

图 9-14　2016—2019 年远程病理诊断报告签发等待时长的分布情况

（7）统计地图。统计地图主要用于表示某种现象在地域空间上的分布，根据不同地方某种现象的数值大小，采用不同密度的线条或者不同颜色绘制在地图上，有助于分析该现象在地理上的分布特征，特别是在公共卫生领域，因其可快速、形象展示复杂的地理信息，对病因推断、高危地区检测具有重要意义，可辅助政府决策和资源配置。

2. 统计图在不同数据关系可视化中的应用

（1）比例数据的可视化。局部与整体是比例呈现的基本形式，关注的是定性数据中某一类与总体之间的比例关系及总体中各类数据的分布情况。例如，某一种疾病中的性别比例、亚型分布等。在这类数据的可视化展示中，饼图是常用的图形，包括二维饼图、三维饼图等。在数据种类较少时，环形图、百分条图也可用来展示比例数据，其中环形图可通过各个弧形的长度衡量各部分所占比例，百分条图可通过各直条的长度衡量各部分所占比例。此外，堆积条图、堆叠面积图也可以用来展示局部与整体的比例关系。堆积条图可以很好地展示各个分组中整体与局部的关系；堆叠面积图能够很好地呈现比例数据随着时间发生变化的情况，不仅可以看到整体的变化趋势，还可以看到每一类的变化情况。

（2）时间序列数据的可视化。时间序列数据是按照时间顺序排列的一系列数值，与一般的变量不同，时间序列数据包含时间属性，不仅需要表达数据随时间变化的规律，还需要表达数据分布的时间规律。展示时间趋势是数据分析最常见的可视化方法之一，折线图、面积图、阶梯图等常用于时间序列数据的可视化展示。疾病的发生和发展随着时间不断发生变化，医疗数据中存在着大量的时间序列数据，其可视化展示对疾病发展变化的研究意义重大。

（3）关系数据的可视化。医疗数据中的关系包括相关关系、因果关系等。医学研究中往往需要研究两个或者多个变量之间的相关关系，根据数据的类型不同，相关关系包括线性相关、秩相关及分类变量之间的关联性等。散点图可以很好地展示两个变量之间的相关关系，也可拓展到 3 个变量甚至更多的情况，多个变量时可应用散点图矩阵。此外，气泡图、相关矩阵、热力图等也可以展示变量之间的相关关系。相关关系并不能说明变量之间的因果关系，如果要验证变量之间的因果关系，还需要进一步运用相应的统计分析方法和实验验证。

9.3.2   医疗文本数据的可视化方法

文本数据是大数据时代非结构化数据的典型代表，也是医疗大数据的重要组成部分。临床诊疗过程中产生了大量文本数据，包括入院记录、手术记录、病程记录、出院记录、超声和影像检查报告、病理诊断报告等。文本可视化的意义在于将文本中蕴含的语义特征形象化表达。鉴于人们对文本信息需求的多样性，我们需要从不同层级提取并呈现文本信息。一般可将对文本的理解需求分为词汇级、语法级和语义级 3 级，不同等级的可视化方法不同，词汇级使用各类分词算法，而语法级使用句法分析算法，语义级则使用主题抽取算法[10]。

1. 文本内容的可视化

（1）词云。词云也称标签云或文字云，是一种典型的文本可视化技术，它提取出文本中的关键词并在二维空间上美观地排布，对文本中出现频率较高的关键词予以视觉上的突出显示，通常用于展示文本内容、辅助文本分析以及吸引读者阅读等，如图 9-15 所示。词云可以过滤大量的文本信息，帮助用户迅速抓取文本主旨。典型的词云一般有 30～150 个标签，包括词义词云、形状词云、可编辑词云、多文档词云等。词云适用于大多数医疗文本的可视化，如病史、病程记录、药物清单等。同时，词云也可用于网络用户中疾病检索信息的分析，可发现网络搜索中高频出现的疾病名称，并预测疾病发展趋势。

（2）文档散。文档散也是基于关键词的文本可视化，并通过径向布局体现词的语义等级。文档散中外层词是内层词的下义词。如图 9-16 所示，外层词是内层词的下义祠，颜色饱和度的深浅体现了词频的高低。文档散适用于疾病的诊断和病情评估，通过基于大数据的相似病例查找和比对，可以分析疾病的发展程度，给出推荐的个体化治疗方案。

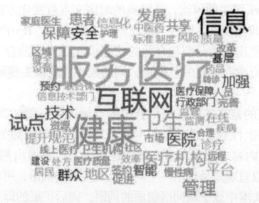

图 9-15　"互联网+医疗"政策文件关键词词云[11]

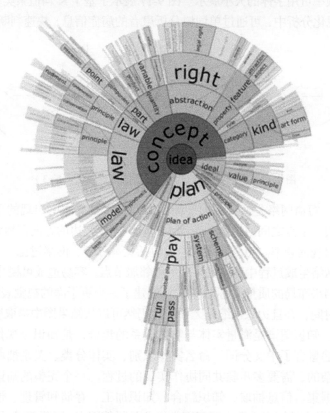

图 9-16　文档散可视化[12]

（3）时序文本的可视化方法。时序文本即指有时间或者顺序特性的文本。疾病的发生、发展及治疗都有时间顺序，因此医疗文本中存在着大量的时序文本，例如电子病历中的病程记录。时序文本的可视化方法主要有 SparkClouds、ThemeRiver、TextFlow、TIARA、HistoryFlow、StoryFlow 等。其中，SparkClouds 是在词云的基础上，在每个词下面增加显示该词的词频随时间的演变的折线图；ThemeRiver 即主题河流，是经典的时序文本可视化方法，用不同的颜色代表不同主题的河流，河流的宽度即代表该主题在当前时间点上的度量；TextFlow 是主题河流的拓展，表达了各个主题随时间变化而出现的分裂与合并的状态；TIARA 则结合了标签云，通过主题分析技术将文本关键词根据时间点放在不同的色带上，词的大小代表该关键词在该时刻出现的频率。

2. 文本关系的可视化

文本关系的可视化研究的是文本或文档集合中的内涵关系，例如文本之间的应用、文本的相似性和文档集合内容的层次性等，通过将文本或者文档之间的内涵关系进行可视化展示，使用户快速、直观地理解文本内容之间及文本之间的逻辑关系，并做出判断决策。

（1）单词树。单词树可以直观地呈现出一个词语及其前后的词语，用户可自由选择词语作为中心节点，以此向前扩展的即文本中处于该词语前面的词语，向后扩展的即文本中处于该词语后面的词语，词语出现的频率可用字体的大小展示。图 9-17 展示了基于 K 均值聚类算法的单词树生成过程。医疗大数据可视化分析中，可通过单词树分析患者的病症信息，快速判断该患者的疾病情况。

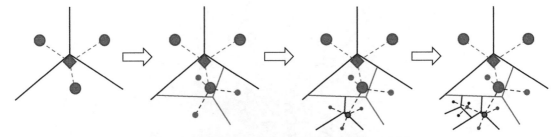

图 9-17　单词树生成过程（K 均值聚类算法，K=3）

（2）短语网络。短语网络是经典的力导向图结构，定义文本中出现的单词的子集为节点，单词之间的关系为边，节点之间通过边（带箭头的线）连接，边的方向即短语的方向，边的宽度代表短语在文本中出现的频率。短语网络的生成包括文本分析、网络过滤、边缘压缩、可视化呈现等步骤[13]。短语网络生成过程中，存在多个一级邻居节点，容易造成可视化图像的混乱、复杂，而边缘压缩提高了结果布局的质量（见图 9-18），创建了一个更干净的视觉表示，同时可节省短语网络布局过程中的时间，并且边缘压缩是无损的，仍然可以从结果图中提取所有基本信息。

（3）知识图谱。知识图谱是海量实体与实体关系的集合，是知识可视化展示比较有效的方法。知识图谱的构建融合了中文分词、命名实体识别、实体分类、关系抽取等技术，知识图谱的构建更是一项复杂的、需要多步骤共同协作实现的过程。一个完整的知识图谱构建包括如下步骤：获取所需数据集、信息抽取、知识融合、知识加工、存储和管理、形成知识图谱。在健康医疗领域，知识图谱中的知识主要来源于医学专业教材等图书、国际/国内专业指南和专家共识、文献等，通过对相关医疗知识的抽取、融合和加工，形成相应的医学知识图谱，将复杂的医学专业知识可视化展示，清晰明了。文献分析表明[14]，2009 年中文医学知识图谱研究起步，2018 年快速发展，目前，在中医药、影像智能、疾病风险预测等方面取得了较大进展。中国医学科学院医学信息研究所已构建了多种疾病的知识图谱，图 9-19 展示了脑卒中知识图谱。中国中医科学院中医药信息研究所则以中医药学语言系统为知识图谱的骨架构建了中医药知识图谱体系[15]。

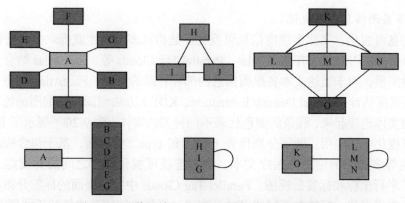

图 9-18 边缘压缩——基于相同邻域的折叠网络[13]

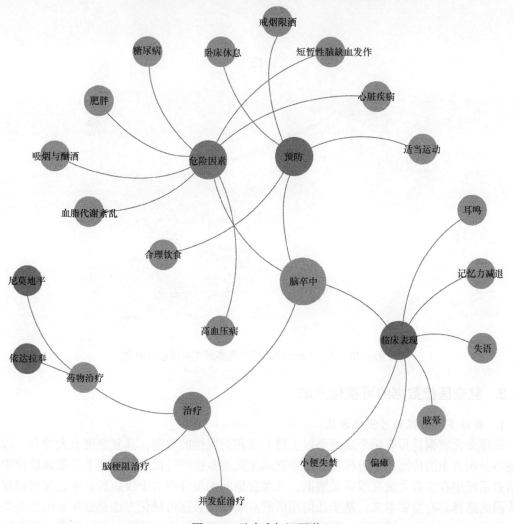

图 9-19 脑卒中知识图谱

3．文本多层面信息的可视化

多层面信息可视化，又称多维度信息可视化，是指从多个角度或提取多种特征对文本集合进行可视化分析。常用的方法有 FaceAtlas、Parallel Tag Clouds 等。FaceAtlas 结合了气泡图和节点连接图两种图形，用于表达文本各层面信息内部和外部的关联。FaceAtlas 中每个节点代表一个实体，用核密度估计（Kernel Density Estimation，KDE）方法刻画出气泡图的轮廓，然后用线将同一层面的实体连接起来，线条的颜色代表不同种类的实体。图 9-20[16]展示了 FaceAtlas 在医疗文本数据可视化中的应用。两团分别代表 type①和 type②糖尿病，基于包含病名、病因、症状、诊断方案等多层面的信息的医疗文本，通过连线可视化两者之间的并发症。Parallel Tag Clouds 结合了平行坐标和标签云视图。Parallel Tag Clouds 中同一层面的标签分布在一列，根据标签的层次分布成多列，标签在不同层面的分布通过标签之间相互连接的折线展示。

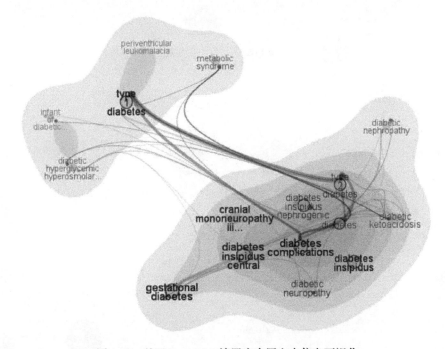

图 9-20　基于 FaceAtlas 糖尿病多层文本信息可视化

9.3.3　复杂医疗数据的可视化方法

1．高维多元数据的可视化方法

高维多元数据是指有两个或两个以上独立或相关属性的数据，其复杂度大大提升，以统计和基本分析为主的传统单一可视化方法难以满足此类数据的可视化分析需求。临床诊疗中常用的信息系统中存在着大量高维多元数据，此类数据的挖掘分析对于疾病的发生、发展规律和治疗手段的选择具有重要意义。基于几何图形的高维多元数据可视化方法是近年来的主要研究方向，常用的方法有散点图矩阵、雷达图[17]，其他方法还包括表格透镜、平行坐标、降维等[10]。

（1）散点图矩阵。散点图矩阵是散点图的扩展。散点图矩阵允许同时看到多个单独变量的分布和它们两两之间的关系。对于给定的 n 个维度，在一个页面上用矩阵的形式表示所有这些变量的成对散点图，其中，每一行和每一列都定义一个单独的散点图。也就是说，如果有 n 个变量，那么这个单点图矩阵将有 n 行 n 列，组成一个 $n×n$ 的矩阵，且这个矩阵的第 i 行第 j 列是 X_i 对 X_j 的一个图。散点图矩阵对于快速确定成对变量之间的关系十分有用。但是，随着数据维度的不断扩展，所需散点图呈几何级数增长，过多的散点图矩阵显示在有限的屏幕空间中则会极大降低可视化图表的可读性。目前，比较常见的方法就是交互式地选取用户关注的属性数据进行分析和可视化，并通过归纳散点图特征，优先显示重要性较高的散点图，以缓解屏幕空间的局限性。

（2）雷达图。雷达图是一种模仿雷达荧光屏绘制的图表，能用多维的定量指标反映定性问题的模型工具。雷达图可看成平行坐标的极坐标形式，数据对象的各属性值与各属性最大值的比例决定了每个坐标轴上点的位置，将这些坐标轴上的点折线连接围成一个星形区域，其大小、形状反映了数据对象的属性，可以直观地看出指标的实际值与参照值的偏离程度，常用于倾向分析和重点把握。在医疗卫生领域，雷达图可用于医院管理、绩效评估、流行病调查等，在流行病调查中能够直观地对疾病发生、发展中"空间-时间-人间"分布进行可视化展示，以立体展现地理位置变化、时间变化、发病人数变化等。图 9-21 展示了雷达图在医院联网运营分析中的应用[18]。

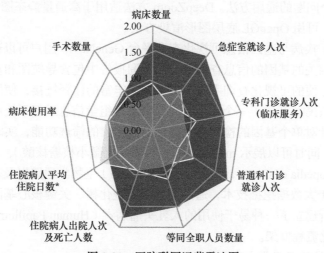

图 9-21　医院联网运营雷达图

（3）降维。当数据维度非常高时，各类可视化方法均无法清晰地表示所有数据细节，此时，在尽量保持数据在高维空间的关系或特征的前提下，可通过线性或非线性变换将多元数据投影或嵌入低维空间。线性方法常用的有主元素分析、多维尺度分析等，主元素分析是提取主要的维度，同时保持数据集方差贡献最大的特征，其核心是特征分解协方差矩阵；多维尺度分析是常用的降维方法，在统计分析和信息可视化领域有着广泛的应用。非线性方法包括局部线性嵌人等。高维数据经过降维后得到的数据就可以用常规的可视化方法进行呈现。

2. 高通量组学数据的可视化方法

随着高通量测序的诞生，世界各国的研究组织以爆炸式的速度产出和积累了海量的基因数据，为医疗卫生领域的科学研究提供了丰富的基因组学数据资源。这样的高通量信息需要一个直观的数据可视化方法来方便科研工作者进行数据的分析和处理。高通量生物基因信息可视化，是一种借助图形化的手段达到清晰、有效地传递生物数据的基本方法。基因数据的可视化包括两种重要的数据类型，一是基因测序产生的基因组序列数据，二是记录了一个基因组中产生的诸如变异缺失等关键因素的注释数据，包括单核苷酸变异、单核苷酸多态性数据、复制数变异数据、染色体结构变异数据、染色体融合变异数据等。在高通量基因数据的可视化方法方面，不少学者进行了研究和探索。

周绍祥[19]研究了高通量基因数据可视化和高通量图像可视化。针对高通量基因数据，通过使用 R 树结构索引化处理，使得体积庞大的高通量数据可以实现部分存取，并构建了一套生物数据专用的数据解析渲染机制，达到了在移动终端上对高通量生物数据的高效可视化实现；针对高通量图像可视化，引入了基于 Z 填充方法的四叉树编码算法对图像进行切分编码索引，实现了图像的高效渲染。然后在可视化结果的基础上构建了一个基于 Socket.IO 即时通信技术的协作系统，完成了一套完整的面向高通量生物信息可视化的协作系统。高通量基因数据图片的渲染中，由于图片本身的分辨率太大，不能以传统的方法加载整个图片的方式来实现，DeepZoom 渲染流程是解决这个问题的通用方法。DeepZoom 方法适用于高通量静态图片的展示。对于高通量动态图像的渲染，可用 OpenGL 底层图形渲染方法。

江栋科[20]建立了疾病与基因信息可视化查询平台 GeneNavi。用户可以通过输入基因或疾病名称等信息，得到相关的基因的信息查询报告。查询报告中包含导航图和基因注释列表，它们不仅为用户提供了方便的可视化查询手段，还提供了丰富的注释链接，使用户能便利地获得详细的注释信息。邹杰民[21]开发了一个用于对乳腺癌患者组学信息进行系统展示的数据分析与可视化平台，提供了针对单个基因的检索功能和各类数据集的筛选功能，实时进行转录组和复制数变异数据的分析，同时可以展示 mi RNA（MicroRNA，微小核糖核酸）、京都基因和基因组数据库（Kyoto Encyclopedia of Genes and Genomes，KEGG）生物学通路以及基因功能网络 3 类数据。陈翠霞[22]等基于大数据挖掘技术，通过全基因组进化树、关键核心基因组进化树、氨基酸分类等的构建与分析建立了一种易于使用的人乳头瘤病毒（Human Papilloma Virus，HPV）基因组分析与信息可视化流程框架。

3. 数据不确定性的可视化方法

在数据收集、处理和可视化过程中都存在不确定性，并且不确定性存在于可视化流程的不同阶段并不断传播。数据不确定性产生的原因有以下几个方面：一是数据收集的来源不可靠，例如，医疗数据中，由于患者就诊的非实名制，导致患者年龄、性别等基本信息的错误，病史采集中有意及无意的信息偏差等；二是测量误差，在医疗的检验、检查中，由于仪器误差等非人为因素及医生的判断偏差等人为因素，均可产生不确定数据。

在数据的整个分析过程中，探索不确定性的演化方式和变化规律，以及在大数据时代分析多维集合数据的不确定性，逐渐成为研究热点。Thomson 等[23]提出了可视化智能分析中不确定性的类型学。Zuk 等[24]通过加入推理的不确定性扩展了这种类型。Correa 等[25]提出了一个在整个数据可视化分析过程中利用统计学方法介绍不确定性的框架，它主要是在原始数据的变换和聚类等分析过程中对数据的不确定性进行建模分析，并进行相应的可视化展示。Wu 等[26]改进并完善了 Correa 的工作，提出了一种在分析过程中定量、跟踪和可视化不确定性的分析方式，以流的方式使得用户在整个分析过程中能够直观有效地管理不确定性，利用标准误差椭圆的体积来定量多维数据的整体不确定性。Chen 等[27]针对多维、整体数据集展示了一个探索数据内部特征和不确定性的交互式系统，其核心是一个基于不确定性的多维数据映射方法，不仅能够反映集合数据的均值差异，而且能体现整体数据的分布情况。张怡等[28]提出了一套分析框架和交互系统：首先进行聚类分析，并根据聚类结果得到分组；然后根据不确定性定量方法计算得到的每组不确定性数据来构建不确定性数据集，并进行相关分析和对比分析；最后建立可视化分析系统，利用不确定性相关关系来筛选出可能产生额外不确定性的数据。

参考文献

[1]　张水生. 浅谈大数据时代下的数据可视化制作工具[J]. 艺术科技, 2015, 28(5): 222.

[2]　白玲. 基于 Tableau 工具的医疗数据可视化分析[J]. 中国医院统计, 2018, 25(5): 399-400.

[3]　詹启敏, 石乐明, 郑媛婷, 等. 大数据与精准医学[M]. 上海: 上海交通大学出版社, 2017.

[4]　ROSSELLO F J, TOTHILL R W, BRITT K, et al. Next-generation sequence analysis of cancer xenograft models[J]. PLoS One, 2013, 8(9): e74432.

[5]　王亦未, 丁永生. 分子结构网络三维可视化系统的设计与实现[J]. 计算机仿真, 2005(11): 187-189.

[6]　方积乾. 卫生统计学[M]. 6 版. 北京: 人民卫生出版社, 2010.

[7]　《中国心血管健康与疾病报告》编写组. 《中国心血管健康与疾病报告 2020》要点解读[J]. 中国心血管杂志, 2021, 26(3): 209-218.

[8]　方世媚, 金伟东, 吴超. 心电散点图分析心率变异性的应用价值[J]. 临床与病理杂志, 2021, 41(9): 2024-2030.

[9]　HE X, WANG L, WANG L, et al. The effectiveness of cloud-based telepathology system in China: large-sample observational study(preprint)[J]. Journal of Medical Internet Research, 2021, 23(7): e23799.

[10]　姜枫, 许桂秋. 大数据可视化技术[M]. 北京: 人民邮电出版社, 2019.

[11]　郑秋莹, 汪晨, 关泽, 等. 基于词频分析的我国 "医疗互联网+" 政策解读[J]. 中国医院, 2020, 24(09): 5-9.

[12]　COLLINS C, CARPENDALE S, PENN G. DocuBurst: visualizing document content using language structure[J]. Computer Graphics Forum: Journal of the European Association for

Computer Graphics, 2009, 28: 1039-1046.

[13] VAN HAM F, WATTENBERG M, VIEGAS F B. Mapping text with phrase nets[J]. IEEE Trans-actions on Visualization and Computer Graphics, 2009, 15(6): 1169-1176.

[14] 赵悦淑, 王军, 王蕊, 等. 中文医学知识图谱研究进展[J]. 中国数字医学, 2021,16(6): 86-91.

[15] 于彤, 刘静, 贾李蓉, 等. 大型中医药知识图谱构建研究[J]. 中国数字医学, 2015,10(3): 80-82.

[16] CAO N, SUN J, LIN Y R, et al. FacetAtlas: multifaceted visualization for rich text corpora[J]. IEEE transactions on visualization and computer graphics, 2010, 16: 1172-1181.

[17] 王艺, 任淑霞. 医疗大数据可视化研究综述[J]. 计算机科学与探索, 2017,11(5): 681-699.

[18] 吴颖慧, 叶小巾. 数据可视化背景下雷达图在医院管理中的应用[J]. 广西医学, 2016,38(7): 1050-1053.

[19] 周绍祥. 面向高通量生物信息的可视化协作系统的设计与实现[D]. 武汉: 华中科技大学, 2018.

[20] 江栋科. 面向高通量测序的基因组信息可视化技术研究[D]. 南京: 东南大学, 2011.

[21] 邹杰民. 基于乳腺癌基因组数据的分析与可视化平台实现[D]. 长沙: 湖南大学, 2017.

[22] 陈翠霞, 曹宗富, 李天君, 等. 基于大数据挖掘与可视化的 HPV 病毒基因组分析研究[J]. 生殖医学杂志, 2020, 29(10): 1362-1368.

[23] THOMSON J, HETZLER E, MACEACHREN A, et al. A typology for visualizing uncertainty[C]. Proceedings of SPIE-The International Society for Optical Engineering. San Jose, CA, United states: SPIE, 2005.

[24] ZUK T, CARPENDALE S. Visualization of uncertainty and reasoning: smart graphics[C], Berlin: Springer Berlin Heidelberg, 2007.

[25] CORREA C D, CHAN Y, KWAN-LIU M. A framework for uncertainty-aware visual analytics[C]//2009 IEEE Symposium on Visual Analytics Science and Technology. Atlantic City, NJ, United states: IEEE Computer Society, 2009:51-58.

[26] WU Y, YUAN G, MA K. Visualizing flow of uncertainty through analytical processes[J]. IEEE Transactions on Visualization and Computer Graphics, 2012, 18(12): 2526-2535.

[27] CHEN H, ZHANG S, CHEN W, et al. Uncertainty-aware multidimensional ensemble data visualization and exploration[J]. IEEE Transactions on Visualization and Computer Graphics, 2015, 21(9): 1072-1086.

[28] 张怡, 熊朝阳, 张加万. 多维数据的不确定性可视相关分析[J]. 计算机辅助设计与图形学学报, 2018, 30(6): 1089-1099.

应用篇　第 5 部分

10.1　医疗大数据可视化分析平台设计

10.1.1　平台设计目标

摩根士丹利在 2019 年发布的《中国城市化 2.0：超级都市圈》中预计，到 2030 年，中国的城市化率将提升至 75%。城市化进程加速人口流动，同时带来卫生保健、医疗等问题。另据国家统计局发布的数据，我国医药卫生总费用由 2010 年的 19980.4 亿元增至 2020 年的 72175 亿元，占 GDP 的比重也从 4.85%增至 7.12%，随着国家卫生投入和个人卫生支出的增加，医疗卫生、健康管理领域在设备、软件、服务等方面的需求还有很大的提升空间。为了做好疾病预防、控制工作，做到科学监管、快速反应，创建有利于健康的支持环境，满足居民卫生需求，提高卫生服务的及时性，方便医疗人员直观、快捷地掌握疾病发展情况，借助健康大数据的运营分析，合理地分配健康和卫生医疗资源，提高就医效率，建设高效、便捷、可视化的医疗大数据可视化分析平台成为智能时代的必然要求。

随着信息时代由"信息获取时代"向"信息挖掘时代"和"价值输出时代"转变，分布式计算、非关系数据库的问世将数据处理能力提高到了 PB 级以上，同时数据的处理类型也由结构化数据转变为以更符合实际需求的非结构化数据和结构化数据混杂的多模态数据类型，具备信息粒度细、计算能力强、成本低、处理类型繁杂等特点的数据处理工具和平台推动医疗大数据可视化分析平台的搭建进行了一场颠覆性变革。在充分研究临床信息学的基础上，结合临床实际需求和使用习惯，研发出一套集临床科研与疾病管理服务的医疗大数据可视化分析平台。

10.1.2　平台设计思路

医疗大数据可视化分析平台通过远程医疗系统对多源异构医疗大数据进行采集、清洗、融合、共享、交互等数据处理工作，建立标准数据库，对疾病的防诊治进行全链接的跟踪服务。

医疗大数据可视化分析平台主要分为大数据采集层、大数据服务层和大数据应用层。大数据采集层主要通过远程医疗各机构分支、各医疗机构、个人/家庭可穿戴健康设备、基础医学研究机构和测序机构以及文献数据等进行临床数据、文献数据、生物数据、日常体征信息等的采集，然后将数据传递到大数据服务层进行数据收集、加载、转化、提取和交换。大数据服务层由大数据处理平台层和大数据支撑工具层组成，主要承担数据检索与查询、数据统计、数据挖掘、体征数据检测和数据推荐任务，其中大数据处理平台层包含实时处理平台和离线处理平台两部分，分别对实时数据和离线数据进行处理；大数据支撑工具层主要承担患者主索引、数据字典与整合模型、医疗信息本体模型、医疗语义分析、安全管理任务。通过医疗大数据可视化分析平台对医疗大数据进行挖掘、分析从而反哺临床，可以为群众健康诊疗方案制定提供依据，提升医疗服务质量。

10.1.3 平台总体架构

医疗大数据可视化分析平台具备完整的电子病历、影像、组学等多模态医疗数据的采集、标注、标准化、数据融合、数据分析、应用等多项功能成套技术体系，采用分布式文件系统实现数据存储量的跨越式增长，建立在数据处理和资源管理作为数据服务的基础上，以医疗大数据分析模块为应用服务作为支撑。

平台总体架构主要分为 4 层，分别为数据源层、数据接入层、数据平台层和数据应用层。其中数据源层、数据接入层和数据平台层主要实现数据标准化处理，包括对各来源数据进行统一接口处理、数据标注、数据结构化、数据融合和数据质量控制等工作。数据源层通过制定统一的接口标准实现将组学数据、临床数据、文献数据、健康数据统一接入数据接入层进行预处理和数据入库前的检查等。预处理后的数据被传送至数据平台层进行数据库镜像、关系数据库搭建和医学知识图谱的构建工作，采用 Storm、Spark、MapReduce、HBase、HDFS、Kafka 等系统工具进行数据挖掘，从而支撑数据应用层的疾病防诊治、个性化用药和智能疾病管理等工作。

10.2 医疗大数据可视化分析平台的功能模块

医疗大数据可视化分析平台是郑州大学第一附属医院互联网医疗系统与应用国家工程实验室借鉴国内外临床信息学并结合我国临床应用，设计研发的为国内临床科研与疾病管理服务的医疗健康大数据平台，支持数据浏览与探索、数据提取与分析等全周期科研需求。

本节对平台的 6 个模块，即数据概览、我的研究、数据分析、智能搜索、监测随访、病人360，分别进行介绍。

10.2.1 "数据概览"模块介绍

在用户登录后，平台会自动跳转至"数据概览"模块。在该模块中，主要采用图表概览和列表概览两种方式提供数据展示，用户可以根据需求自行选择。

1. 数据概览-总览

数据概览-总览页面提供了所有入库数据的总体情况展示，主要对数据库中数据的综述、来源的时间段、当前数据库使用账户历史建立队列研究数量、特征提取量、患者地域分布、患者性别分布、患者年龄分布、医生诊断排行、综合高频词云视图等提供了一体化的便捷展示，如图 10-1 所示。

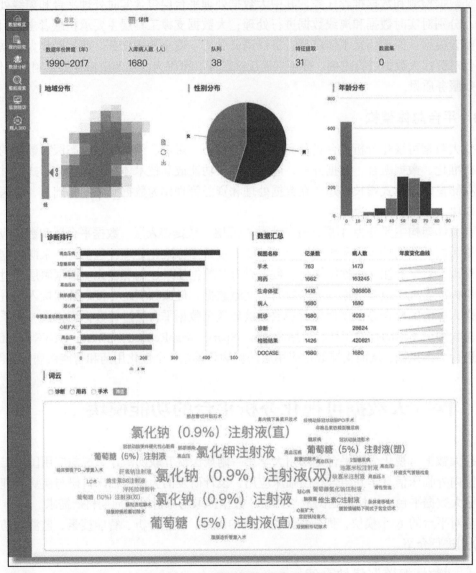

图 10-1   数据概览-总览页面

2. 数据概览-详情

数据概览-详情页面提供了数据库中患者数据明细，包含诊断记录、检查、就诊记录、手术记录、用药记录、生命体征、检验结果等临床信息，如图 10-2 所示。在此页面用户可根据实际临床、科研工作需要，通过设置不同的列变量筛选条件，进行相关的统计分析，并可将生成的统计结果导出为 Excel 表格，方便进一步分析和使用。同时，在工作区的右上角对当前满足条件的数据总量和患者数量进行了说明。

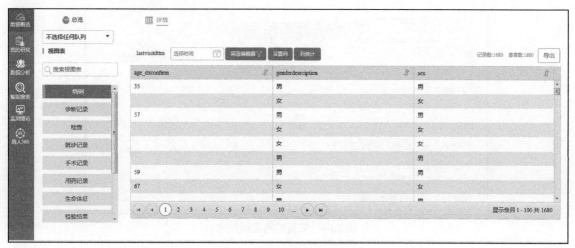

图 10-2　数据概览-详情页面

（1）数据顺序排列选择

可以在工作区中，单击一次表头变量名，对此列进行升序排列；再单击一次此表头变量名，则进行降序排列；如需取消排序，再次单击此表头变量名即可。右键单击某个选中单元格可进行快速筛选，如图 10-3 所示；双击某一个选中的单元格则跳转至该患者"病人 360"模块。

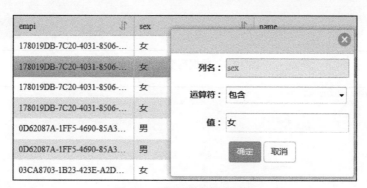

图 10-3　数据顺序排列选择

（2）数据时间范围设定

在工具栏中，单击时间控件栏，可以设置入组数据的时间范围，如图 10-4 所示。

（3）数据列变量规则设置

在工具栏中，单击"筛选编辑器"按钮，在相应的筛选设置中可添加年龄、性别、生命体征等列变量名称和列变量关系及入队条件，进行列变量规则的设置，如图 10-5 所示。

在工具栏中，可以对需要设置的列的范围进行选择，具体操作如下：单击"设置列"按钮，默认全部变量被选中，如需隐藏部分列，可直接选中"显示列"内的变量并拖曳到"隐藏列"，如图 10-6 所示；同时可单击"恢复默认设置"按钮，恢复初始全部变量被选中的状态。

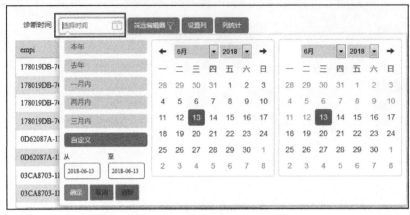

图 10-4　数据时间范围设定

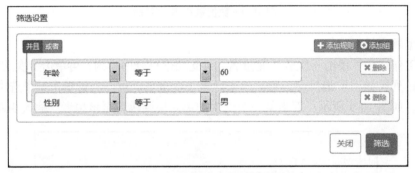

图 10-5　数据列变量规则设置

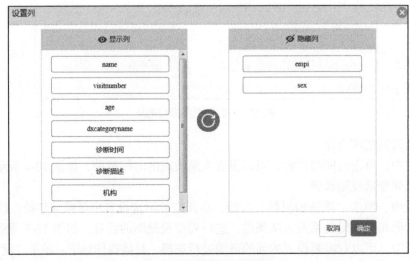

图 10-6　数据列范围选择

（4）列统计

在工具栏中，单击"列统计"按钮，在弹出的界面左侧选择需要进行分析的列变量名称，右侧工作区会显示相应的列变量统计结果，如图 10-7 所示。

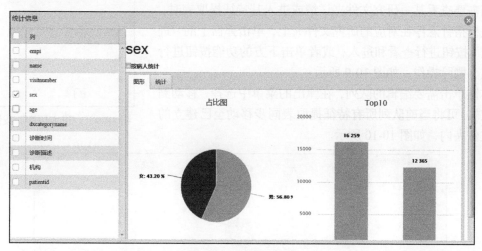

图 10-7　列统计示意

10.2.2　"我的研究"模块介绍

1. 队列展示

队列展示主要包括"队列展示"和"研究文件夹"两部分。

在队列展示页面可查看当前登录用户历史建立及正在研究的所有队列情况，对队列名称、该队列人数、队列特征提取表数和研究文件夹（研究名称、队列数目）进行归集展示。

研究文件夹分为"默认研究"和"智能搜索结果集"两个子文件夹，如图 10-8 所示。"默认研究"可对"我的研究"中建立的所有队列进行查看，"智能搜索结果集"可对"智能搜索"中保存的结果进行查看。

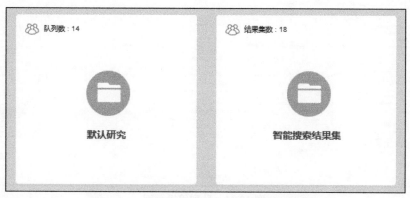

图 10-8　"默认研究"和"智能搜索结果集"

在队列展示页面可以进行新建队列操作，或对已建立队列进行编辑、移动、复制、删除、重命名等操作，但只能对生成的结果集进行查看、浏览，不可更改。

当需要查看某一研究文件夹详情或进入其特征提取表时，可将鼠标指针悬停在对应的研究文件夹上，单击弹窗上的"进入研究"按钮进行查看和进入，或者单击下方的功能按钮进行重命名、删除操作，如图 10-9 所示。

右键单击需要编辑的队列，在弹出的菜单中选择"移动到文件夹"，可将当前队列所有特征提取表同步移动至已建立的研究文件夹内，如图 10-10 所示。

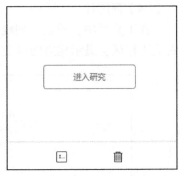

图 10-9 "进入研究"按钮示意

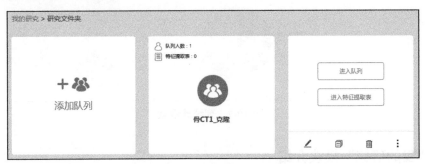

图 10-10 队列编辑按钮示意

2. 新建队列/队列编辑

在实际临床和科研工作中，用户往往需要根据工作需求建立新的研究人群，此时需要自行设置相应的筛选条件，操作如下：输入队列名称并选择研究类型，在"特征筛选"内编辑筛选条件，可从左侧数据集或术语库中拖曳字段到筛选器内，同时可在上方查看自动生成的筛选语句，便于核对，如图 10-11 所示。

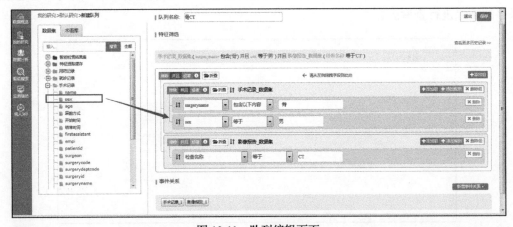

图 10-11 队列编辑页面

在完成筛选条件的设置后，用户可以在平台"按事件发生时间"和"按事件发生频率"两种场景下进行新增事件关系的添加，如图 10-12 所示。

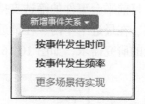

如果在"按事件发生时间"场景下添加新增事件关系，用户可自行选定事件和事件发生的时间范围，如图 10-13 所示，图中展示了需要筛选出患者在手术结束后 7～90 天内发生过的检查事件。

图 10-12　新增事件关系标签选择页面

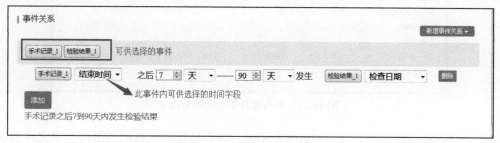

图 10-13　事件关系页面

事件关系的时间筛选范围可根据实际研究需求精确到天、小时或分钟时间段内，如图 10-14 所示。

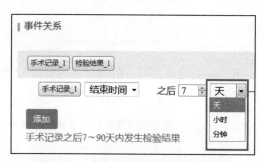

图 10-14　事件关系时间筛选范围页面

如果在"按事件发生频率"场景下添加新增事件关系，用户可自行设定发生的事件和事件发生的次数，如图 10-15 所示，图中展示了需要筛选出在一次就诊中，已做过的手术次数大于或等于 2 的患者。

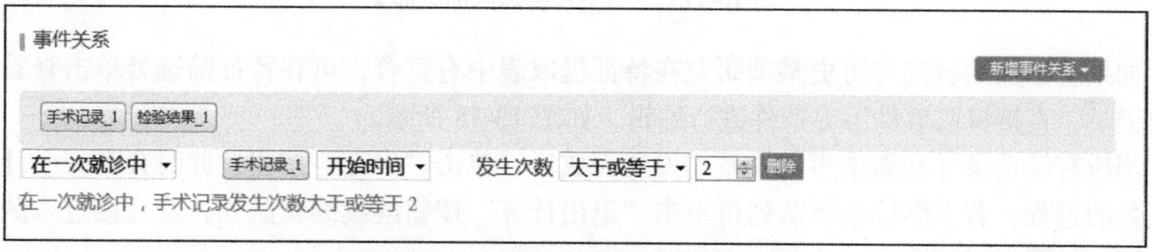

图 10-15　事件关系频率筛选范围页面

目前平台事件的筛选支持在一次就诊中、在最近 1 个月内、在最近 2 个月内、在最近 3 个月内、在最近半年内、在最近 1 年内、在最近 3 年内、在最近 5 年内等 8 种条件，以满足不同场景的研究需求，如图 10-16 所示。

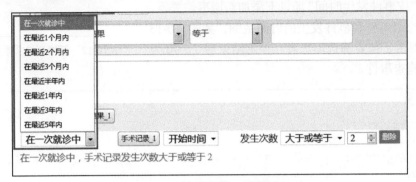

图 10-16　平台事件筛选范围页面 1

注意，队列的事件关系支持使用数据集中的已缓存特征表、视图表事件，不支持术语库及数据集中智能检索结果集，如图 10-17 所示。

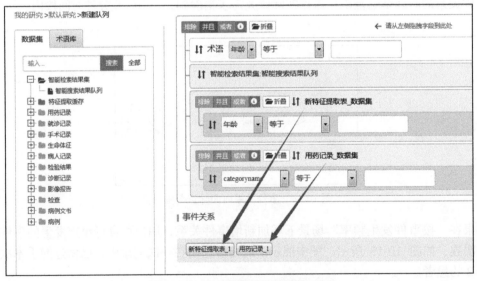

图 10-17　平台事件筛选范围页面 2

如果新添加的研究与历史某项研究在特征提取表中有重合，可在特征筛选处单击查看更多历史记录，直接提取事件历史条件进行编辑，如图 10-18 所示。

当所有筛选条件和新增事件关系均设置完成后，单击"保存"按钮，此时会有一个计算队列人数的过程，若需继续编辑队列可单击"退出计算"按钮继续编辑队列，或直接进入队列概览页面，如图 10-19 所示。

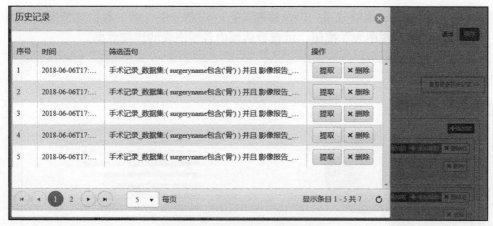

图 10-18 提取事件历史条件页面

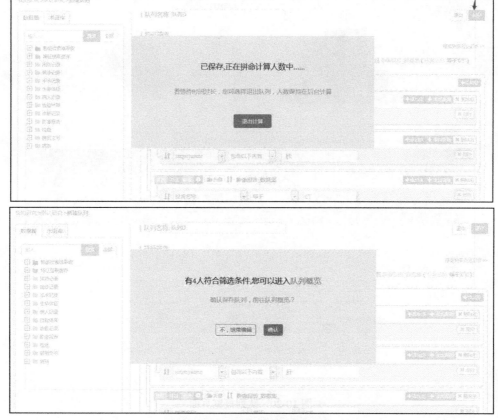

图 10-19 新建队列计算页面

3. 队列概览

在队列概览页面可对之前在平台建立的队列进行统一查看。单击队列，可查看队列内人群的性别分布、年龄分布、地域分布，以及诊断排行、诊断分层、词云等概览情况，如图 10-20 所示。单击右上角的"视图表"按钮，可查看队列内各视图表的详细数据。

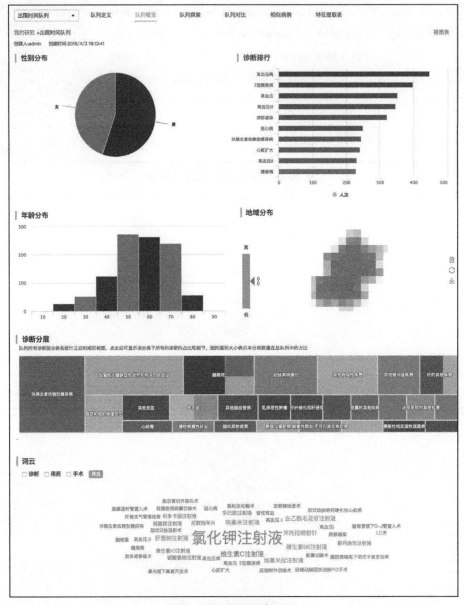

图 10-20　队列概览页面

4. 队列探索

为满足用户在每个研究中对不同指标的关注，用户可在队列探索页面中自定义变量及图表样式，系统可快速生成统计图表，如图 10-21 所示。

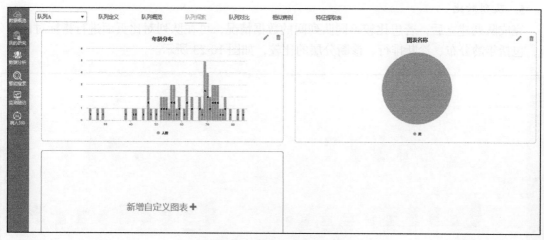

图 10-21 队列统计图表示意

单击"队列探索",单击"新增自定义图表",进入编辑自定义图表页面,如图 10-22 所示。

第 1 步:编辑图表名称。

第 2 步:选择变量,从左侧术语库中拖曳字段到表格内的指标项。

第 3 步:选择图表模板(图表样式分为一维图、二维图、三维图)。

第 4 步:图表预览和数据预览。

第 5 步:单击"保存"按钮。

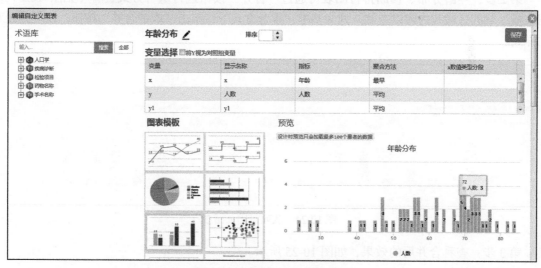

图 10-22 编辑自定义图表页面

所有新增的自定义图表将自动添加在队列探索页面内,如图 10-21 所示。用户可单击每个图表右上角的"编辑"和"删除"按钮进行相关操作。

5. 队列对比

完成队列建立后，若想比较不同队列间的数据情况，可在队列对比页面进行指标对比和分析，包括年龄分布、诊断排行、诊断分层的比较，如图 10-23 所示。

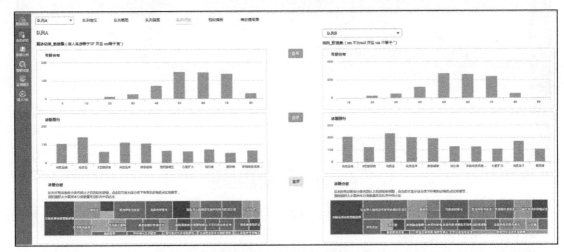

图 10-23　队列对比页面 1

第 1 步：进入队列对比页面，默认页面中两个队列均为最近一次队列概览对应的队列，包括队列名、队列含义。

第 2 步：年龄分布、诊断排行图表可通过"合并"按钮进行重合方式查看（见图 10-24），图表横纵轴的区段和内容以左侧队列为基准；重合方式下，单击"取消合并"按钮，恢复分开对比样式。

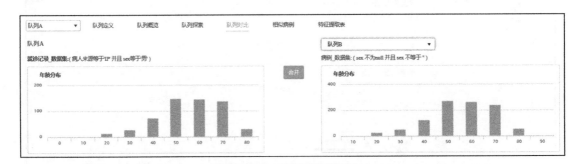

图 10-24　队列对比页面 2

第 3 步：查看合并后的效果，如图 10-25 所示。

6. 相似病例

实际临床和科研工作中会遇到在某几个研究中均出现某一类病例（即这些病例具备相似的特征）的情况，要筛选出这一部分相似病例以进行下一步研究，可以使用平台的"相似病例"功能，如图 10-26 所示。通过对队列进行匹配对比筛选出相似病例并自动生成研究中的队列，该队列同时保留子集所属总体队列的队列特征以方便后期查看。

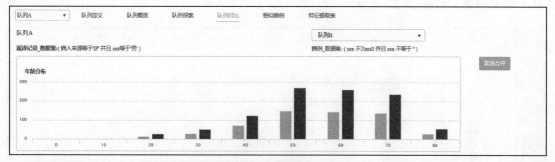

图 10-25　队列对比页面 3

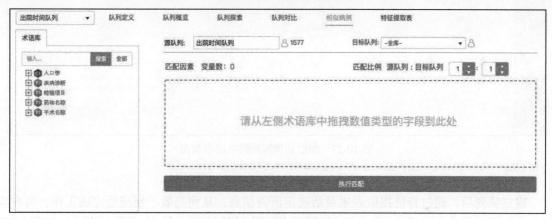

图 10-26　相似病例页面

相似病例页面主要包括 3 个部分：要素来源区、要素设置区和结果展示区。

（1）要素来源区

要素来源区主要对术语条件进行选择。

（2）要素设置区。

① 显示源队列名称，即单击"相似病例"时队列概览对应的队列名称。

② 显示源队列患者数。

③ 显示目标队列名称，即与源队列进行匹配的队列（人群）。进入相似病例页面后，通过下拉列表选择队列，下拉列表中包括-全库-和各队列名称（选择"-全库-"，则目标队列名称为"-全库-"，人群即数据库中所有纳入的患者）。

④ 匹配比例，即匹配后两人群子集的人数之比。

（3）结果展示区。

① 显示源队列子集、目标队列子集。单击"执行匹配"按钮后，系统自动为两处分配名称，默认命名规则为所属总体队列的名称+匹配子集，子集队列名称可自定义编辑。

② 匹配前后统计描述和对比。用于比较匹配指标在匹配前后在描述统计方面的差异，主要

展示匹配因素的均值（或分类变量的数量）、标准差（或分类变量的选定值的数量）、合适检验方法下的 P 值等，如图 10-27 所示。

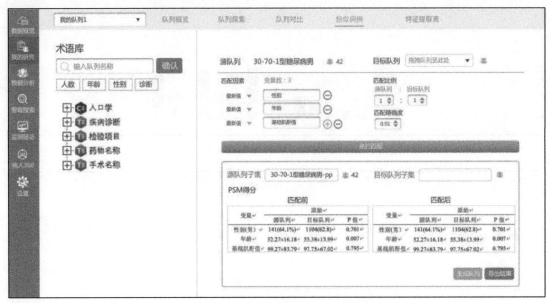

图 10-27   相似病例匹配结果展示页面

7. 特征提取表

建立队列后，通过特征提取表来灵活选定所需信息，从而高效、便捷地完成工作，可在实际工作中根据需求进行新建、重命名、复制到本队列、复制到另一队列、删除等操作，如图 10-28 所示。

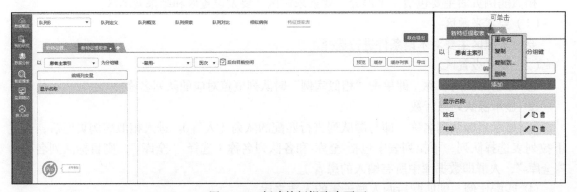

图 10-28   新建特征提取表页面

为满足不同层次的研究工作需求，平台将特征提取表分为基础（Lite）和加强（Pro）两个版本，若通过基础版本无法完成所有特征提取工作，可单击左下角的 Pro 按钮进入加强版本，如图 10-29 所示。下面将对两个版本的特征提取表进行介绍。

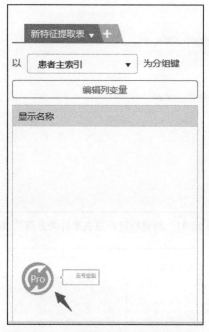

图 10-29 特征提取表版本选择页面

8. 特征提取表（基础版本）

需要新建特征提取表时，单击特征提取表旁的 "+" 按钮，如图 10-30 所示。新建的特征提取表默认名称为 "特征提取表"。

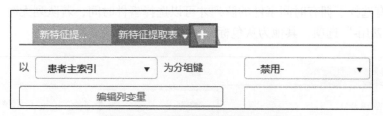

图 10-30 新建特征提取表按钮示意

可以根据工作需要设置不选择时间——"-禁用-"，也可选择队列定义中的事件时间作为基准时间。当不选择 "-禁用-" 时间范围时，在下拉列表中第一条内容为从队列筛选 "事件关系" 所提取到的所有视图表的默认时间。

下面以队列 A 为例，详细演示特征提取表的新建过程。

第 1 步：在队列 A 中，筛选的事件关系有 "手术记录" 和 "影像报告"，如图 10-31 所示。

在队列 A 中选择视图的时间范围：事件基准时间为 "手术记录 开始时间""影像报告 检查日期"，如图 10-32 所示。

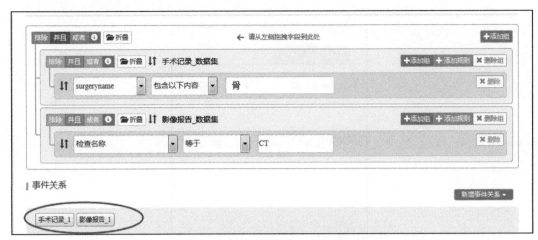

图 10-31   新建特征提取表事件关系筛选页面

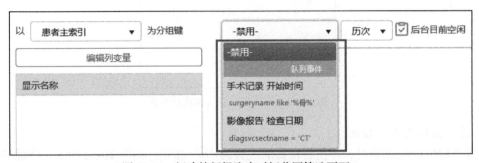

图 10-32   新建特征提取表时间范围筛选页面 1

注意，只有选择了拥有时间事件的队列才可以选择事件时间，若队列无时间事件，则下拉列表只显示"-禁用-"选项，其他为灰色标记，如图 10-33 所示。

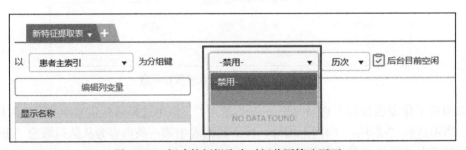

图 10-33   新建特征提取表时间范围筛选页面 2

在第二个下拉列表框内可进行事件发生次数（首次/末次/历次）的筛选。

第 2 步：列变量的编辑。

单击"编辑列变量"，进入编辑列变量页面，左上角可以模糊搜索变量名称，拖曳字段到空白框后，显示内容如图 10-34 所示。

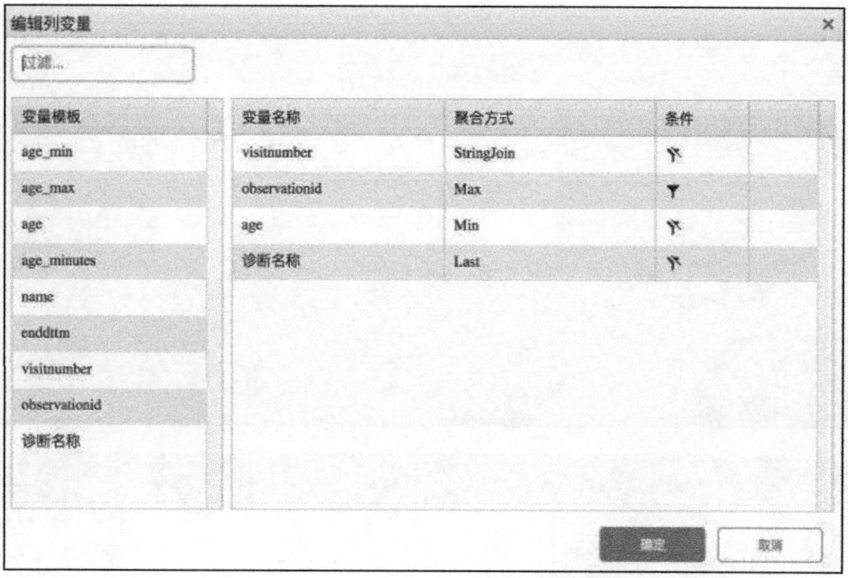

图 10-34　新建特征提取表列变量编辑页面

编辑页面的下方显示所有拖曳的变量，双击可进行重命名。

聚合方式全部默认选择 First，选择项包括 First（最早）、Last（最晚）、Min（最小）、Max（最大）、Count（计数）、Count（去重计算）、Any（存在记录为 1，否则为 0）、Sum（合计）、Avg（平均）、字符串拼接（去重，最多 1000）、Recently（最近一次，±24 小时之内）。

可针对单个列变量进行过滤条件的设置（ 表示未设置过滤条件， 表示已设置过滤条件），过滤条件中的字段限定在当前变量所在的视图表中选择，如图 10-35 所示。

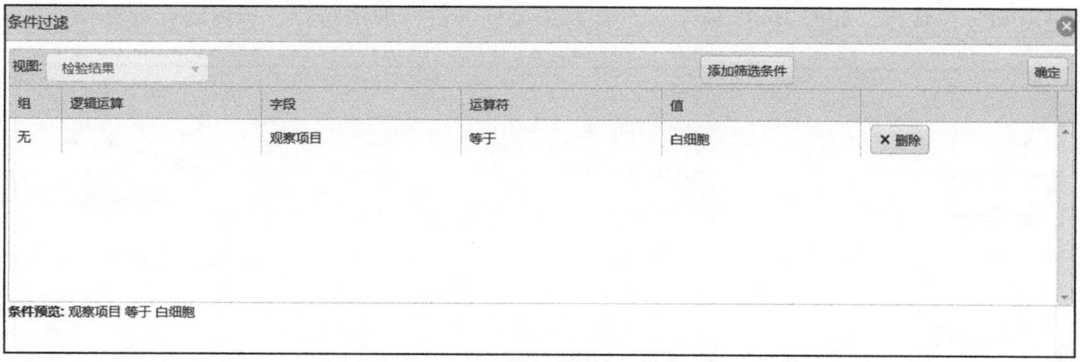

图 10-35　列变量过滤条件设置页面

单击"预览"，展示区会刷新并显示自定义好的列表数据（预览仅显示前 100 个 empi 的数据记录）。

单击"缓存"，弹出"物化结果集"对话框，单击"物化"即可缓存。需要注意的是，只有在自定义的表中有时间类型的列，物化才有时间可供选择，如图 10-36 所示。

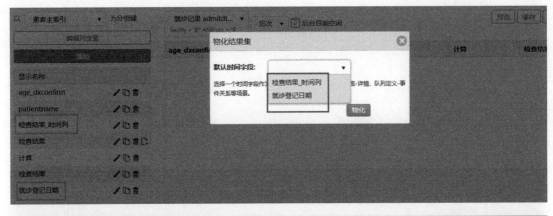

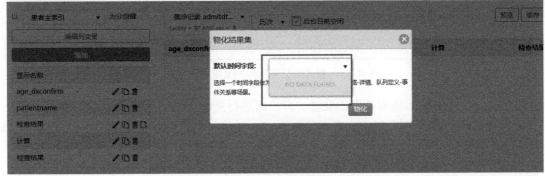

图 10-36　"物化结果集"对话框

　　单击"缓存列表"，可看到列表内有正在缓存的任务，在对话框内显示特征提取表名称、缓存进度和缓存状态，如图 10-37 所示。可针对单条任务进行取消缓存、暂停缓存等操作。

缓存列表				
名称	进度		状态	操作
新特征提取表1	235/874	26.89 %	正在执行	❚❚ 🗑
新特征提取表2	874/874	100.00 %	已完成	🗑

图 10-37　新建特征提取表完成示意

　　单击"导出"，可将定义好的表以 Excel 的格式导出，新特征提取表建立完成。

9. 特征提取表（加强版本）

当对特征提取表有更高要求时，可以进入加强版本的特征提取表。下面进行详细的介绍。

第 1 步：同基础版本。

第 2 步：列变量的编辑。

单击"编辑列变量"，进入编辑列变量页面，细分为基础信息、时间列、聚合列、计算列、数据规整 5 个标签，每个标签内分成数据源和设置区两个部分。

"基础信息"栏的数据源分为队列信息和事件信息两个部分，选取相应变量后可进行重命名和新增操作，如图 10-38 所示。其中事件信息显示的是基准时间所属视图的信息列，切换基准时间，事件信息也会更新为对应的事件视图的信息列。

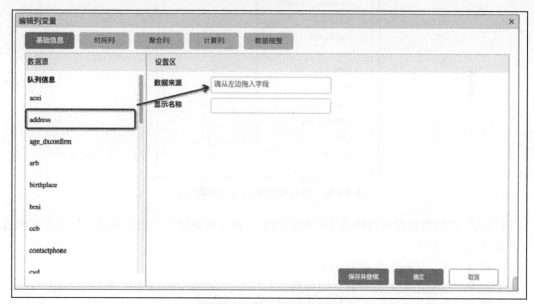

图 10-38　编辑列变量页面

下面以需要提取队列事件关系中的"手术记录"视图中所有的基础信息为例进行说明。

首先，设置"手术记录 开始时间"为特征提取表的基准时间，如图 10-39 所示。

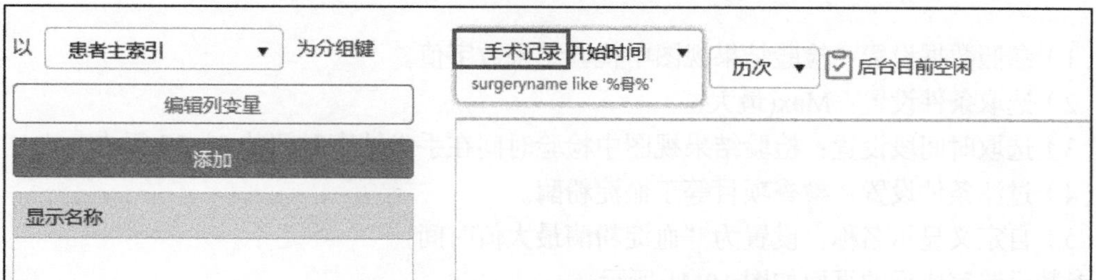

图 10-39　特征提取表基准时间设置页面

　　然后，单击"添加"按钮，此时特征提取表的"基础信息"栏的事件信息会更新显示为"手术记录"视图的所有信息列，如图 10-40 所示。

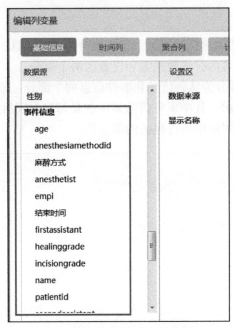

图 10-40　特征提取表列变量编辑页面

　　"时间列"栏的数据源支持模糊变量名称搜索，也可对新变量进行重命名、聚合方式和过滤条件的设置，具体如下。

　　（1）聚合方式：Min(最小)/Max(最大)。

　　（2）选中字段视图表内的所有时间变量。

　　（3）读取对话框外已选的此表的默认时间，选择时间段。

　　下面通过几个操作实例来对某事件发生最大值、最早时间点和最晚时间点的检索分别进行说明。

　　例 1：提取病人手术结束当天到 30 天内检验结果中血淀粉酶最大时对应的检验时间，操作如下。

　　（1）参照数据设置：检验结果视图中检验结果数字值。

　　（2）选取条件设置：Max(最大)。

　　（3）选取时间段设置：检验结果视图中检验时间在手术结束时间的 0～30 天内。

　　（4）过滤条件设置：检查项目等于血淀粉酶。

　　（5）自定义显示名称：设置为"血淀粉酶最大值时间"。

　　参数设置完成后的页面如图 10-41 所示。

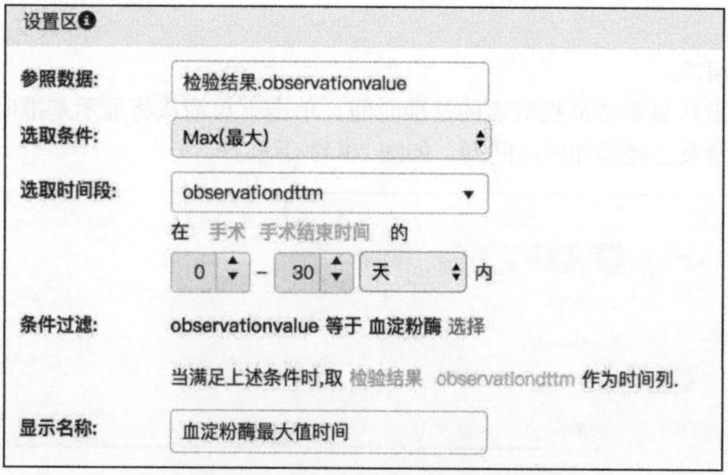

图 10-41　特征提取表事件列设置页面

例 2：提取病人历次手术结束后最近的一次出院时间。

（1）参照数据设置：就诊记录视图中的出院时间。

（2）选取条件设置：Max(最大)（即就诊记录视图中最近的出院时间）。

（3）选取时间段设置：就诊记录视图中出院时间在手术结束时间的 0～999 天内。

（4）过滤条件设置：就诊类型等于出院。

（5）自定义显示名称：设置为"最近一次出院时间"。

参数设置完成后的页面如图 10-42 所示。

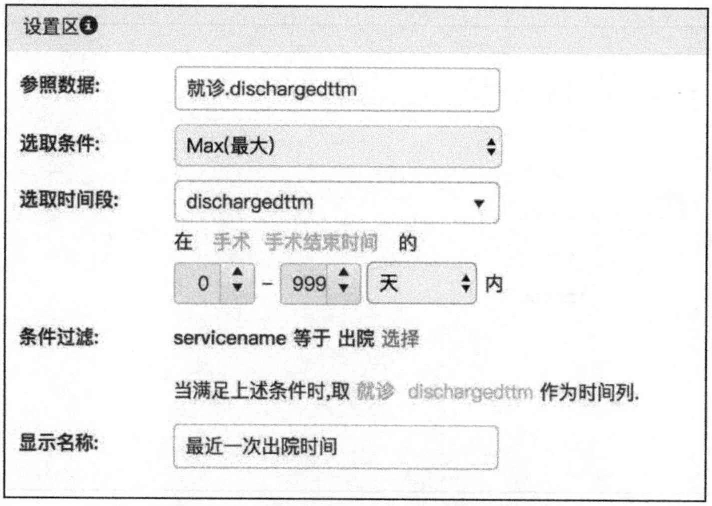

图 10-42　特征提取表出院时间提取页面

　　"聚合列"的聚合方式设置选项具体如下：First（最早）、Last（最晚）、Min（最小）、Max（最大）、Avg（平均）、Count（计数）、Any（存在记录为 1，否则为 0）、字符串拼接（去重，最多 1000）。

10. 选取时间段

下拉框初始默认显示特征提取表的基准时间，单击下拉箭头将显示基准时间所属视图里的所有时间类型变量及已经添加的时间列，如图 10-43 所示。

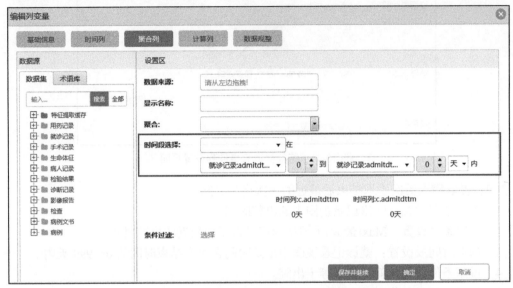

图 10-43　特征提取表时间段设置页面

当特征提取表没有设置基准时间时，即不支持选取时间段，如图 10-44 所示。

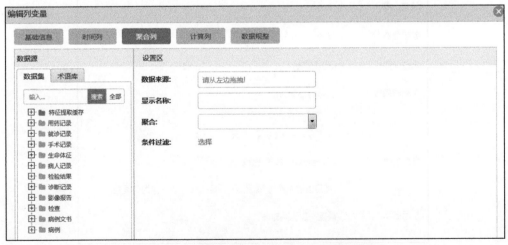

图 10-44　无基准时间特征提取表列变量编辑页面

数字框下拉且可编辑（支持正负及 0 的整数）时，单位框下拉选项为天、小时、分钟，此时过滤条件为字段只能从选中变量所在的视图表中进行选择，条件逻辑同队列筛选，并在下方显示筛选语句。下面举例说明在某段时间内最早用药记录的提取。

例3：在例1的基础上，需要提取药物"特治星"在手术结束与血淀粉酶最大值时间之内的最早一次用药记录。

参数设置如图 10-45 所示。

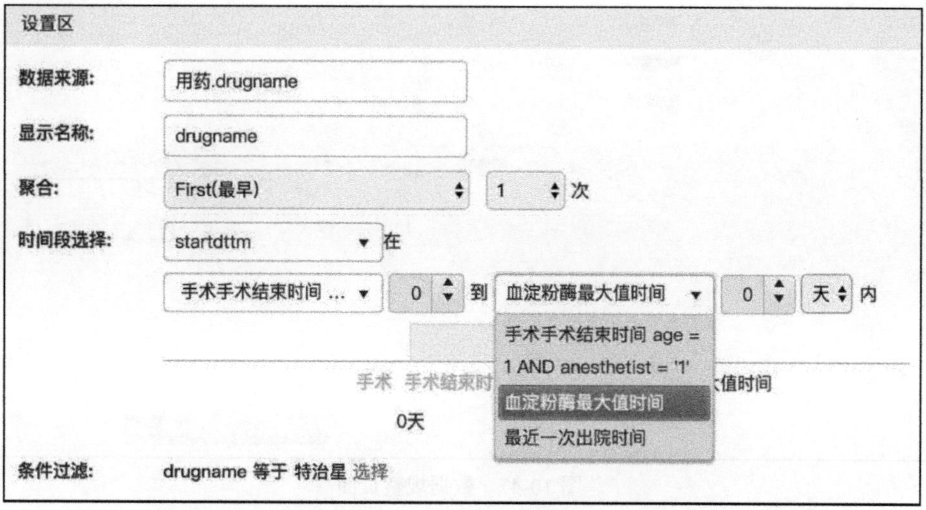

图 10-45　某种药物在血淀粉酶最大值时间内最早用药记录的提取页面

"计算列"栏的数据源为"基础信息"和"聚合列"中已选取的变量，如图 10-46 所示；用户在函数列表选取一个函数公式，灰色面板中显示对应的函数公式，并把需要填充的变量高亮显示，提示用户修改；新字段类型提供字符串、日期、数字 3 个选项，只有当选中"数字"时，才会出现保留几位小数的文本框。

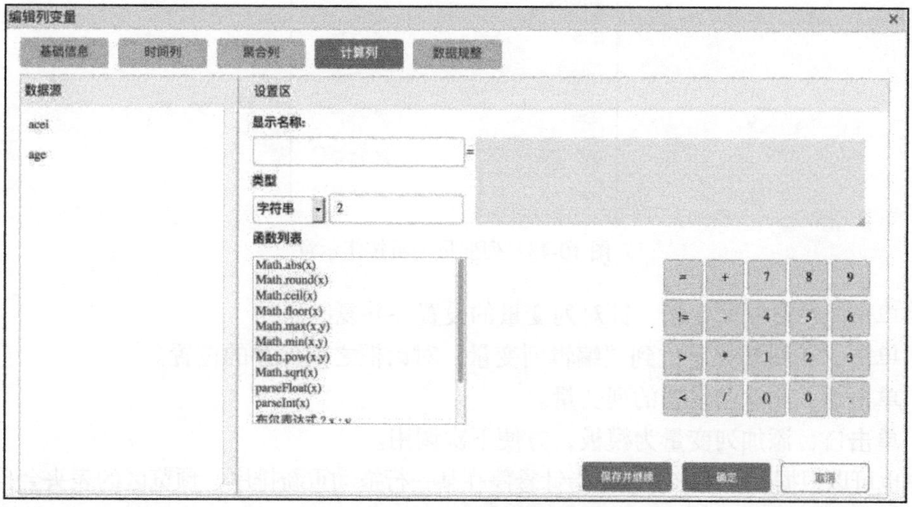

图 10-46　计算列页面

"数据规整"栏的数据来源于"基础信息"、"时间列"和"聚合列"中已选取的变量，用户在此页面可进行同义词设置，替换其原有名称，如图 10-47 所示。

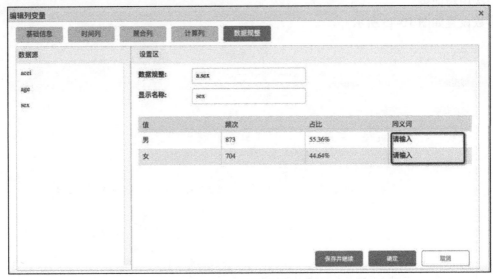

图 10-47　数据规整页面

在对话框外操作面板可对列变量进行复制、跳转、删除、添加模板等操作（见图 10-48），具体如下。

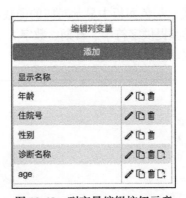

图 10-48　列变量编辑按钮示意

（1）单击 🗐，复制列变量，针对列变量的设置一并复制。

（2）单击 ✐，跳转并定位到"编辑列变量"对话框之前保存的位置。

（3）单击 🗑，删除已设置的列变量。

（4）单击 🗗，添加列变量为模板，方便下次调用。

用户也可以根据研究需求将鼠标指针悬停在某一行拖动重新排序，预览区的表头会自动改变。

为便于直观浏览病人总体诊疗情况，可以通过"联合导出"功能将特征提取表中同一患者的多行记录转化为一行导出，保证每位患者都是一行记录的导出格式，并可将多个特征提取表的数据合并导出到一个大表中，具体操作如下。

图 10-49（a）所示的特征提取表中张三有 3 次手术记录，李四有 1 次手术记录，王五有 2 次手术记录。在研究中，通过联合导出可以设置历次显示的次数为"3"，此时除了患者基础信息外，其他的变量都被行转列按发生的 3 次平铺开来。联合导出的效果如图 10-49（b）所示。

姓名	年龄	手术	手术时间	手术方案
张三	40	第 1 次	2017-12-01	A
张三	40	第 2 次	2018-12-01	B
张三	40	第 3 次	2019-12-01	C
李四	38	第 1 次	2018-08-01	B
王五	41	第 1 次	2019-05-01	B
王五	41	第 2 次	2020-06-01	C
病人				

（a）特征提取表

姓名	年龄	手术 1 手术时间	方案	手术 2 手术时间	方案	手术 3 手术时间	方案
张三	40	2017-12-01	A	2018-12-01	B	2019-12-01	C
李四	38	2018-08-01	B				
王五	41	2019-05-01	B	2020-06-01	C		
病人							

（b）联合导出的效果

图 10-49　联合导出示意

可在设置窗口单击"设置"进行导出设置，选择显示几条历次数据，如图 10-50 所示。

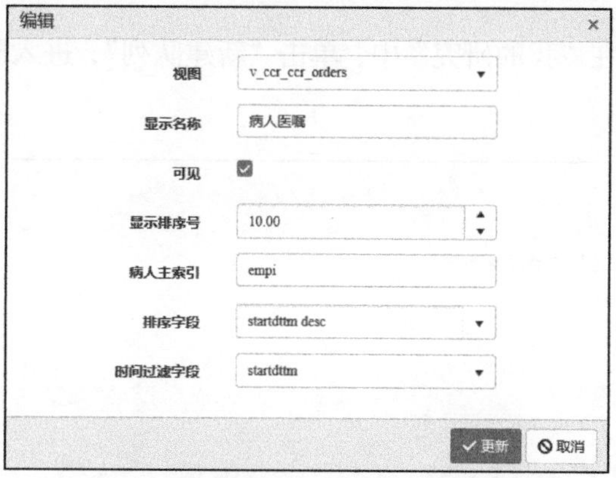

图 10-50　联合导出设置按钮示意

历次显示次数的设置如图 10-51 所示。

姓名	年龄	第一次		第N次（可以设置最多显示多少次）		第一次			第一次		第N次（可以设置最多显示多少次）
		药品A（sum）	指标A（max）	药品A（sum）	指标A（max）	指标A（max）	指标B（max）	指标C（first）	药品A（sum）	指标A（max）	
张三	40	50	8	50	8	50	8	3	50	8	
李四	38	98	3	98	3	98	3	3	98	3	
王五	41	7	0	7	0	7	0	3	7	0	
病人		32	14	32	14	32	14	3	32	14	

事件：XXX手术（前后 1 个月内）　　　　　　事件：阿尔法治疗方案（开始-结束）

图 10-51　联合导出特征提取表次数记录页面

选择想要以表内的哪个字段作为排序字段，然后单击"保存"按钮，在打开的对话框中单击"导出 Excel"，如图 10-52 所示。

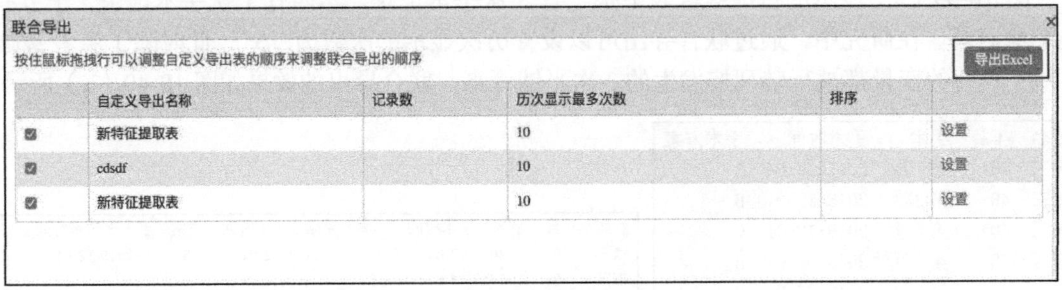

	自定义导出名称	记录数	历次显示最多次数	排序	
☑	新特征提取表		10		设置
☑	cdsdf		10		设置
☑	新特征提取表		10		设置

联合导出

按住鼠标拖拽行可以调整自定义导出表的顺序来调整联合导出的顺序　　导出Excel

图 10-52　联合导出特征提取表导出页面

11. 常见例子

下面举例完整演示从建立队列到提取特征表的过程。

例 1：研究患有肝癌且没有高血压、手术过程中不使用局部麻醉且手术前后 3 个月内做了肌酐检查的患者。

操作步骤如下。

第 1 步：创建队列。在"我的研究"中，单击"新建队列"，进入队列定义页面，按图 10-53 所示设置队列筛选特征。

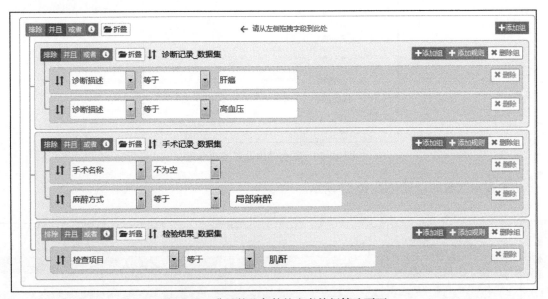

图 10-53　满足某些条件的患者特征筛选页面

第 2 步：新增事件关系。按图 10-54 所示设置事件关系。

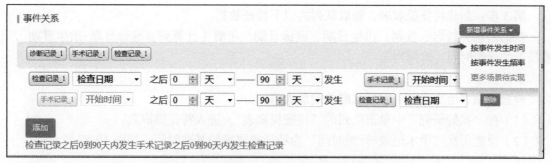

图 10-54 满足某些条件的患者事件关系筛选页面

第 3 步：保存队列，如图 10-55 所示。

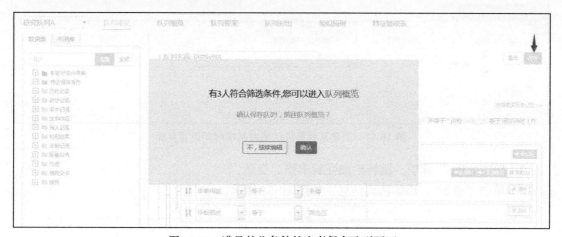

图 10-55 满足某些条件的患者保存队列页面

第 4 步：进入队列概览页面，如图 10-56 所示。

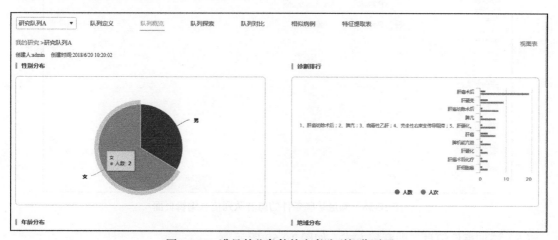

图 10-56 满足某些条件的患者队列概览页面

第 5 步：新建特征提取表，提取队列的以下特征数据。

基础信息：姓名、性别、出生日期、确诊日期、年龄（计算列：确诊日期-出生日期），肝癌最近的诊断时间（时间列）。

事件信息：麻醉方式。

检验数据：历次术前、术后肌酐检验最大值。

（1）在"我的研究"中单击队列的"特征提取表"，进入特征提取表。

（2）设置历次"手术记录 开始时间"为特征提取表的基准时间，如图 10-57 所示。

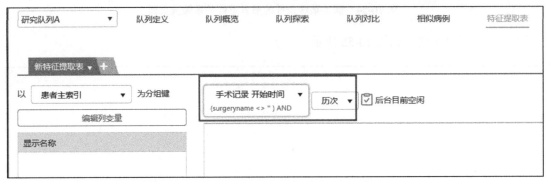

图 10-57　满足某些条件的患者基准时间设置页面

（3）单击"Pro"标识，跳转到加强版本添加变量。

（4）单击"添加"，添加队列信息，如图 10-58 所示。

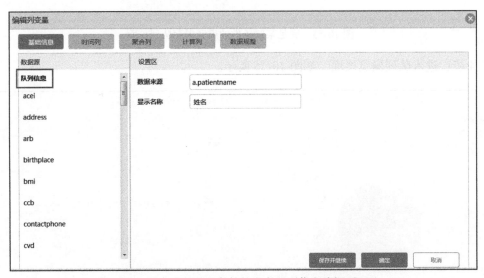

图 10-58　满足某些条件的患者队列信息编辑页面

（5）添加事件信息，即麻醉方式，如图 10-59 所示。

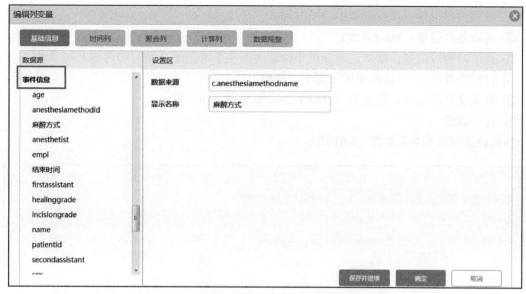

图 10-59 满足某些条件的患者事件信息编辑页面

（6）添加计算列：年龄（计算列：确诊日期 出生日期）。

① 在函数列表中选择"moment(时间变量).diff(时间变量,'单位')"。

② 显示名称设置为"年龄"。

在右上角可以看到"moment([确诊日期]).diff([出生日期],'year')"，如图 10-60 所示，保存设置。

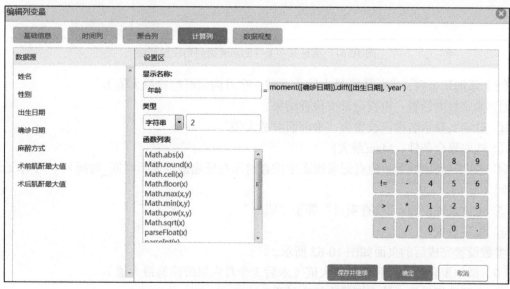

图 10-60 满足某些条件的患者计算列编辑页面

（7）添加时间列：肝癌最近诊断时间_时间列（手术前 3 个月内确诊为肝癌的最近诊断时间）。

① 参照数据设置：诊断记录中诊断时间。

② 选取条件设置：Max(最大)。

③ 选取时间段设置：诊断记录视图中诊断时间在手术记录开始时间的-90～0 天内。

④ 过滤条件设置："诊断描述"等于"肝癌"。

⑤ 自定义显示名称：设置为"肝癌最近诊断时间_时间列"。

⑥ 保存设置。

参数设置完成的页面如图 10-61 所示。

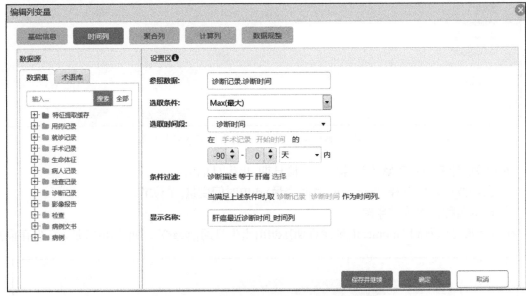

图 10-61　满足某些条件的患者时间列设置页面

（8）添加聚合列：术前肌酐最大值（术前 3 个月内肌酐检验最大值）。

① 参照数据设置：检查记录中检查结果。

② 自定义显示名称：设置为"术前肌酐最大值"。

③ 选取聚合条件：Max(最大)。

④ 选取时间段设置：检查记录视图中检查时间在肝癌最近诊断时间_时间列 0 -手术记录开始时间 0 天内。

⑤ 过滤条件设置："检查项目"等于"肌酐"。

⑥ 保存设置。

参数设置完成后的页面如图 10-62 所示。

（9）添加聚合列：术后肌酐最大值（术后 3 个月内肌酐检验最大值）。

① 参照数据设置：检查记录中检查结果。

② 自定义显示名称：设置为"术后肌酐最大值"。

③ 选取条件设置：Max(最大)。

④ 选取时间段设置：检查记录视图中检查时间在手术结束时间的 0～90 天内。

⑤ 过滤条件设置："检查项目"等于"肌酐"。

⑥ 保存设置。

参数设置完成后的页面如图 10-63 所示。

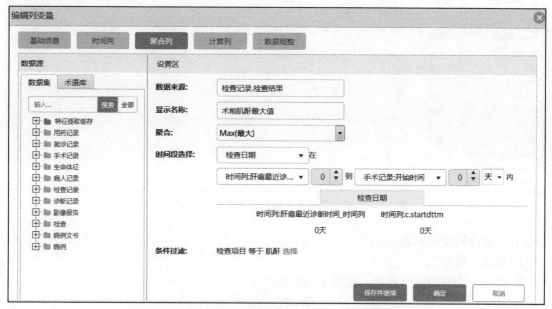

图 10-62　满足某些条件的患者聚合列设置页面 1

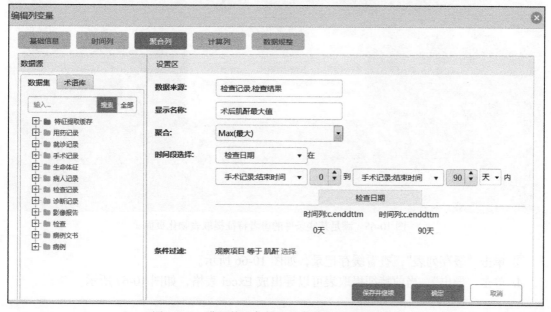

图 10-63　满足某些条件的患者聚合列设置页面 2

单击"预览"，预览数据，如图 10-64 所示。

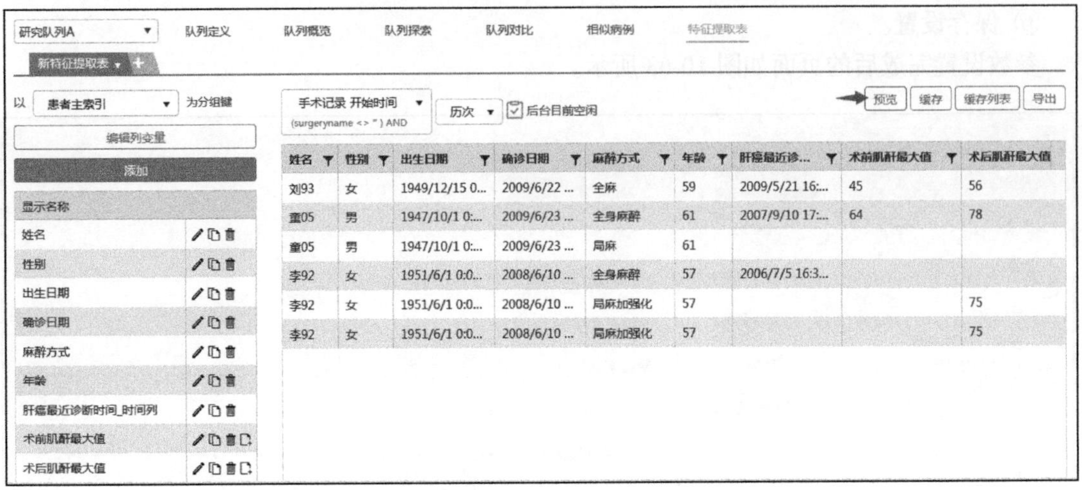

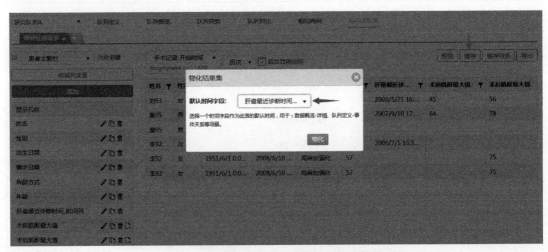

图 10-64 满足某些条件的患者特征提取表预览页面

（10）缓存特征提取表。

① 单击"缓存"。

② 选择一个时间进行物化，如图 10-65 所示。

图 10-65 满足某些条件的患者特征提取表物化页面

③ 单击"缓存列表"，查看缓存记录，如图 10-66 所示。

④ 单击"导出"，当前特征提取表可以导出成 Excel 表格，如图 10-67 所示。

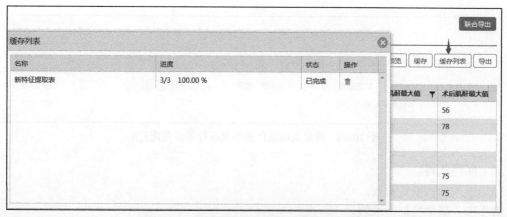

图 10-66　满足某些条件的患者缓存列表页面

	A	B	C	D	E	F	G	H	I	J	K	L
1	病人唯一识别码	eventtime	姓名	性别	出生日期	确诊日期	麻醉方式	年龄	肝癌最近诊断时间	术前肌酐最大值	术后肌酐最大值	
2	086FA9BE-469F-4E11-8252-8453DA8B7A0A	2009-05-31 00:00:00	刘93	女	1949-12-15 00:00:00	2009-06-22 09:43:02	全麻	59	2009-05-21 16:54:05	45	56	
3	10855938-F62D-416E-BA94-81595CF30352	2007-09-13 00:00:00	童05	男	1947-10-01 00:00:00	2009-06-23 09:43:02	全身麻醉	61	2007-09-10 17:04:50	64	78	
4	10855938-F62D-416E-BA94-81595CF30352	2008-03-06 00:00:00	童05	男	1947-10-01 00:00:00	2009-06-23 09:43:02	局麻	61				
5	1592CCD4-9776-4C8B-8972-B3BF79147755	2006-09-21 00:00:00	李92	女	1951-06-01 00:00:00	2008-06-10 09:43:02	全身麻醉	157	2006-07-05 16:33:34			
6	1592CCD4-9776-4C8B-8972-B3BF79147755	2007-01-09 00:00:00	李92	女	1951-06-01 00:00:00	2008-06-10 09:43:02	局麻加强	157			75	
7	1592CCD4-9776-4C8B-8972-B3BF79147755	2007-03-13 00:00:00	李92	女	1951-06-01 00:00:00	2008-06-10 09:43:02	局麻加强	157			75	
8												
9												
10												
11												
12												
13												

图 10-67　满足某些条件的患者特征提取表导出为 Excel 表格页面

例 2：研究做过冠状动脉造影术并且在一次就诊中做过两次 CR 检查的患者。

操作步骤如下。

第 1 步：创建队列。

（1）在"我的研究"中，单击"新建队列"，进入队列定义页面。

（2）按图 10-68 所示设置队列筛选特征。

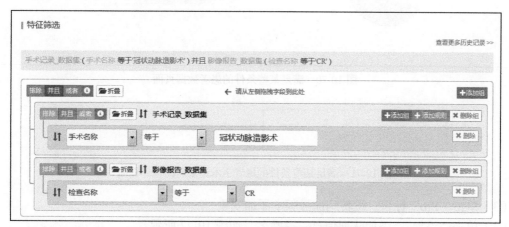

图 10-68　满足某些条件的患者特征筛选页面

（3）新增事件关系。按图 10-69 所示设置事件关系。

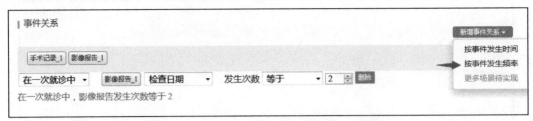

图 10-69 满足某些条件的患者事件关系筛选页面

（4）保存队列。

（5）进入队列概览页面。

第 2 步：新增特征提取表。

（1）提取队列术后白细胞数据，提取队列的以下特征数据。

基础信息：姓名。

检验数据：历次术后白细胞值、术后白细胞最小值、术后白细胞是否存在异常标识。

（2）单击顶部"特征提取表"，进入特征提取表，设置历次"手术记录 开始时间"为特征提取表的基准时间，如图 10-70 和图 10-71 所示。

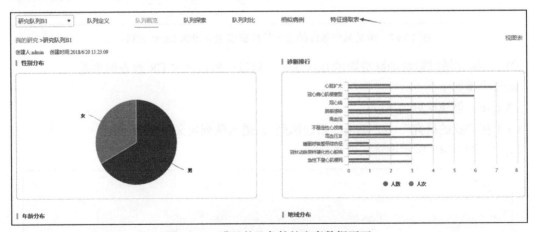

图 10-70 满足某些条件的患者数据页面

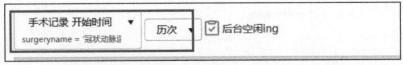

图 10-71 满足某些条件的患者手术记录时间选择页面

（3）单击"Pro"标识，跳转到加强版本添加变量。

（4）单击"添加"，添加队列信息——姓名，如图 10-72 所示。

（5）添加聚合列：术后白细胞值。

① 数据来源设置：检查记录中检查结果。

② 自定义显示名称：设置为"术后白细胞值"。

③ 聚合方式设置：字符串拼接(去重，最多 1000)。

④ 选取时间段设置：检查记录视图中检查时间在手术记录结束时间的 0～999 天内。

⑤ 过滤条件设置："检查项目"等于"白细胞"。

⑥ 保存设置。

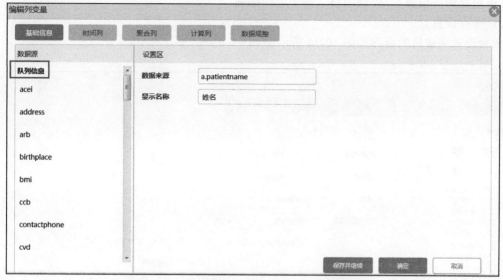

图 10-72　满足某些条件的患者列变量编辑页面

参数设置完成后的页面如图 10-73 所示。

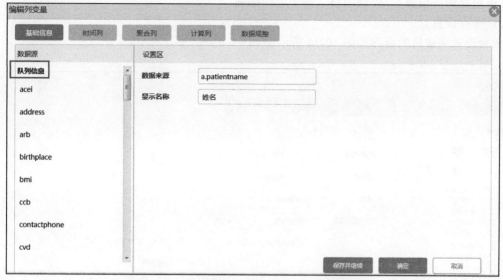

图 10-73　满足某些条件的患者聚合列设置页面 1

（6）添加聚合列：术后白细胞最小值。

① 数据来源设置：检查记录中检查结果。

② 自定义显示名称：设置为"术后白细胞最小值"。

③ 聚合方式设置：Min(最小)。

④ 选取时间段设置：检查记录视图中检查时间在手术记录结束时间的0～999天内。

⑤ 过滤条件设置："检查项目"等于"白细胞"。

⑥ 保存设置。

参数设置完成后的页面如图10-74所示。

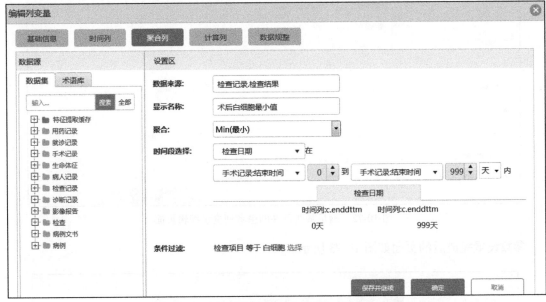

图10-74　满足某些条件的患者聚合列设置页面2

（7）添加聚合列：术后白细胞值是否存在异常标志。

① 数据来源设置：检查记录中异常标志。

② 自定义显示名称：设置为"术后白细胞值是否存在异常标志"。

③ 聚合方式设置：Any(存在记录为1，否则0)。

④ 选取时间段设置：检查记录视图中检查时间在手术记录结束时间的0～999天内。

⑤ 过滤条件设置："检查项目"等于"白细胞"。

⑥ 保存设置。

参数设置完成后的页面如图10-75所示。

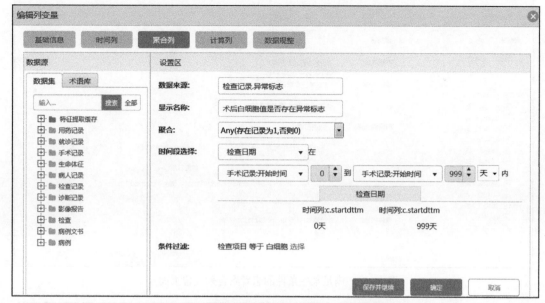

图 10-75 满足某些条件的患者聚合列设置页面 3

（8）重命名特征提取表名称为"术后白细胞特征"。

（9）预览、缓存"术后白细胞特征"表。

通过复制新增特征提取表 2，提取队列术后淋巴细胞百分比数据，如下。

基础信息：姓名。

检验数据：历次术后淋巴细胞百分比、术后淋巴细胞最小百分比、术后淋巴细胞百分比是否异常。

操作步骤如下。

- 复制"术后白细胞特征"表，重命名为"术后淋巴细胞百分比特征"。
- 修改聚合列——术后白细胞值。

A. 修改显示名称为"术后淋巴细胞百分比"。

B. 修改过滤条件："检查项目"等于"淋巴细胞百分比"。

C. 保存设置。

参数设置完成后的页面如图 10-76 所示。

- 修改聚合列——术后白细胞最小值。

A. 修改显示名称为"术后淋巴细胞最小百分比"。

B. 修改过滤条件："检查项目"等于"淋巴细胞百分比"。

C. 保存设置。

参数设置完成后的页面如图 10-77 所示。

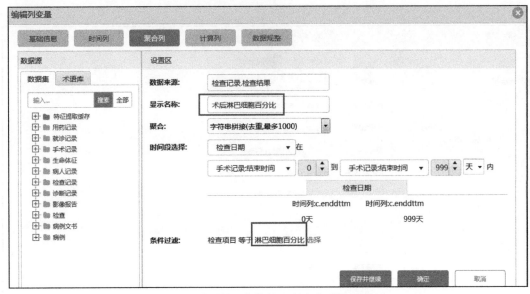

图 10-76　满足某些条件的患者聚合列设置页面 4

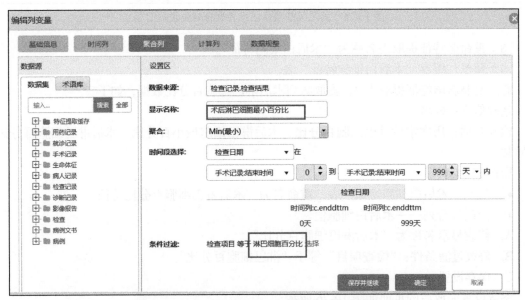

图 10-77　满足某些条件的患者聚合列设置页面 5

- 修改聚合列——术后白细胞是否存在异常标志。
- A. 修改显示名称为"术后淋巴细胞百分比是否异常"。
- B. 修改过滤条件："检查项目"等于"淋巴细胞百分比"。
- C. 保存设置。

参数设置完成后的页面如图 10-78 所示。

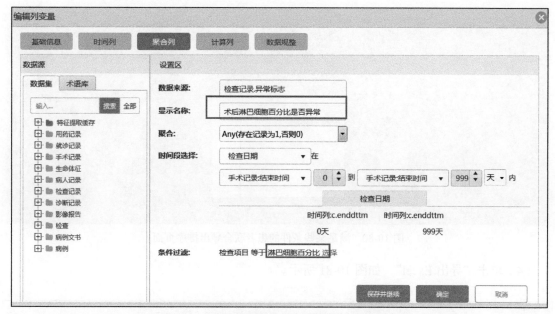

图 10-78 满足某些条件的患者聚合列设置页面 6

- 预览、缓存"术后淋巴细胞百分比特征"表。

第 3 步：联合导出。

联合导出"术后淋巴细胞百分比特征"单表。

（1）单击右上角"联合导出"按钮，如图 10-79 所示。

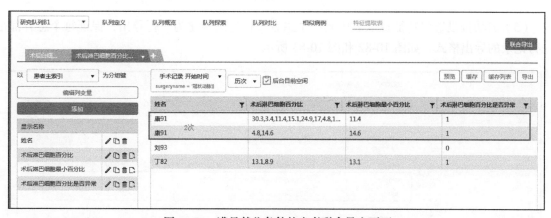

图 10-79 满足某些条件的患者联合导出页面

（2）仅勾选"术后淋巴细胞百分比特征"表。

（3）设置导出显示历次 2 次记录，按姓名倒序排列，如图 10-80 所示。

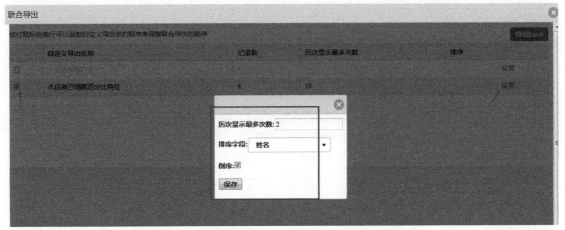

图 10-80　满足某些条件的患者联合导出排序页面

（4）单击"导出 Excel"，如图 10-81 所示。

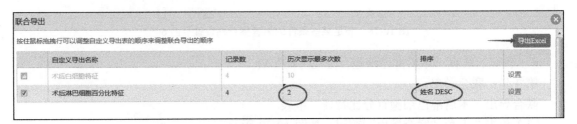

图 10-81　满足某些条件的患者联合导出 Excel 表格页面

（5）成功按设置将特征提取表中同一个患者多行记录转化为一行导出，保证每个患者都是一行记录的导出格式，如图 10-82 和图 10-83 所示。

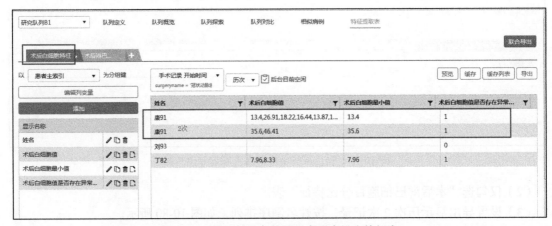

图 10-82　满足某些条件的患者联合导出特征表

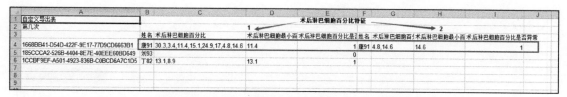

图 10-83 满足某些条件的患者联合导出 Excel 表格

联合导出"术后白细胞特征"和"术后淋巴细胞百分比特征"多个表。

（1）在联合导出窗口勾选"术后白细胞特征"和"术后淋巴细胞百分比特征"表。

（2）设置"术后白细胞特征"表导出显示 1 次历次记录，按姓名倒序排列。

（3）设置"术后淋巴细胞百分比特征"表导出显示 2 次历次记录，按姓名倒序排列，如图 10-84 所示。

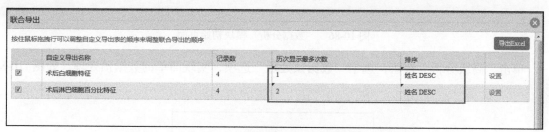

图 10-84 满足某些条件的患者联合导出特征多表排序页面

（4）单击"导出 Excel"。

（5）成功将多个特征提取表的数据合并导出到一个大表中并且按设置将特征提取表中同一个患者多行记录转化为一行导出，保证每个患者都是一行记录的导出格式（如康 91 患者"术后白细胞特征"表中的 1 次记录和"术后淋巴细胞百分比特征"表中的 2 次记录导出显示在一行，如图 10-85 所示）。

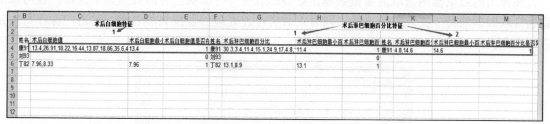

图 10-85 满足某些条件的患者联合导出 Excel 多表

10.2.3 "数据分析"模块介绍

"数据分析"模块主要对特征提取表中提取的数据进行初步的预处理，进而进行探索性的数据分析。模块内集成了"正态分布检验"和"T 检验"等常用基本数据分析方法。"数据分析"模块初始页面如图 10-86 所示。

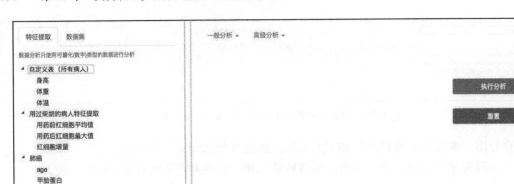

图 10-86   "数据分析"模块初始页面

单击"高级分析"按钮，选中"数据预处理"选项，实现简单的数据预处理，如图 10-87 所示。

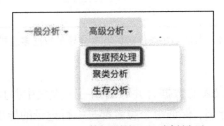

图 10-87   "数据预处理"选择界面

在弹出的对话框内选取需要做数据预处理的表——可以从已有的数据集中选择，也可以从原始提取数据的特征提取表中选择，同时重命名经过处理后数据集的名字，单击"保存"按钮进行保存，如图 10-88 所示。

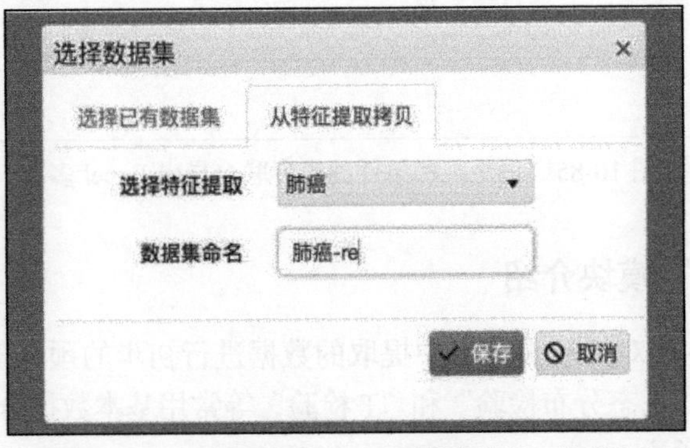

图 10-88   数据预处理"选择数据集"对话框

在数据预处理页面，对表中数据变量进行异常值处理、缺失值处理等操作，如图 10-89 所示。下面对每个功能进行介绍。

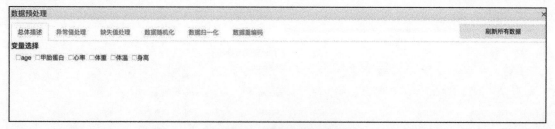

图 10-89　数据预处理页面

1. 总体描述

选择相应的列变量，单击右上角"刷新所有数据"按钮，可查看这些列变量具体数据的明细统计、数据分布等，如图 10-90 所示。

数据预处理

总体描述　异常值处理　缺失值处理　数据随机化　数据归一化　数据重编码　　　　　　　　　　刷新所有数据

变量选择

☑age ☐甲胎蛋白 ☐心率 ☑体重 ☐体温 ☑身高

变量 age 频率

样本量	有效	缺失
32	32	0

值	频数	百分比	累积百分比
0	3	9.38%	9.38%
3	1	3.13%	12.50%
5	1	3.13%	15.63%
6	1	3.13%	18.75%
29	1	3.13%	21.88%

变量 age 描述

最小值	最大值	平均值	中位数	方差	标准差	峰度	偏度
0.00	87.00	45.13	48.00	651.15	25.52	-0.38	-0.74

变量 age 分布图

箱型分布图

图 10-90　总体描述页面

2. 异常值处理

在异常值处理页面，可查看选取的列变量中数据的明细统计。对于超出正常范围的数据，可以进行统一删除；对于明确记录错误的数据，可以将其替换成正确的值，如图 10-91 所示。

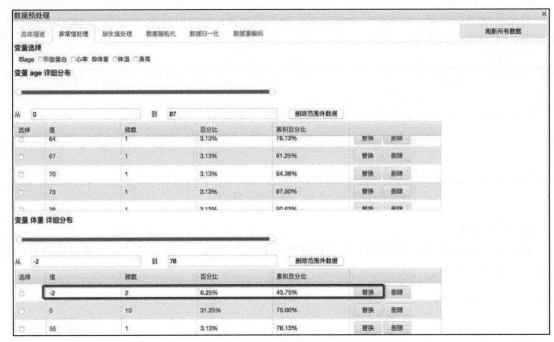

图 10-91 异常值处理页面

3. 缺失值处理

在缺失值处理页面，可查看选取的列变量中数据的明细统计，对缺失数据的行进行填补操作，如图 10-92 所示。

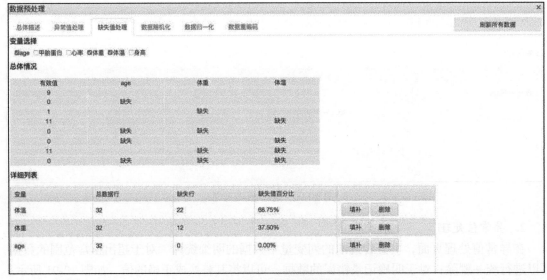

图 10-92 缺失值处理页面

4. 数据随机化

在数据随机化页面，可选择性地对某一选中的列进行随机化处理，方便后续数据模型的分析与训练。当进行预测分析时，随机化后的列会在数据集中保存为新增列"训练数据"和"测试数据"两部分，前者用于构建模型，后者用于检验模型。

5. 数据归一化

在数据归一化页面，可通过线性函数归一化、0 均值标准化、小数定标标准化等方法对数据进行归一化处理，方便后续数据分析中提升数据模型的收敛速度，提高模型精度。

6. 数据重编码

在一些数据处理过程中常常涉及大量文本数据，为了实现文本数据的可分析化，需要将文本类型的变量转换成数字型变量，操作如下。

（1）通过"添加表达式"按钮（见图 10-93）新增重新编码规则，进行变量转换。

（2）输入列名，用于保存数据在数据集中新增的列。

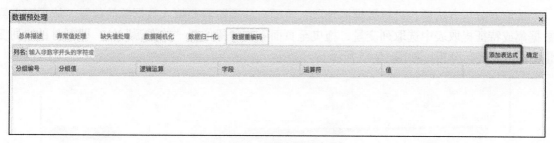

图 10-93　数据重编码页面

7. 选取统计方法

在平台中已提前内嵌好 6 种数据统计分析方法，分别为正态分布检验、T 检验、相关性分析、秩和检验、单因素方差分析、卡方检验，可通过单击"一般分析"进行选择，如图 10-94 所示。

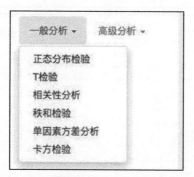

图 10-94　数据统计分析方法选取页面

数据统计分析方法的选择可以参考表 10-1。

表 10-1　数据统计分析方法概览

资料类型	数据特征	单组设计	完全随机设计		配对或配伍设计	
			两组	多组	两组	多组
定量资料	正态、方差齐	样本与总体均数比较的 t 检验	两样本 t 检验	单因素方差分析	配对 t 检验	随机区组设计方差分析
	非正态或方差不齐	Wilcoxon 秩和检验	T' 检验、Wilcoxon 秩和检验	Kruskal-Wallis H 秩和检验	Wilcoxon 秩和检验	Friedman M 秩和检验
定性资料	无序	二项分布直接计算概率法、正态近似法（Z 检验）	χ^2 检验、Fisher 确切概率法	$R \times C$ 表资料 χ^2 检验、Fisher 确切概率法	配对四格表 χ^2 检验	$R \times R$ 列联表配对 χ^2 检验
	有序	—	Wilcoxon 秩和检验	Kruskal-Wallis H 秩和检验	Wilcoxon 符号秩和检验	

　　选取好分析方法后，进行数据源选取，页面自动预留需要填入数据源的位置。从页面左侧数据集或特征提取表中选取列变量，拖曳至页面右侧预留位置"数据源"处，即可对目标列变量中的数据进行分析，如图 10-95 所示。

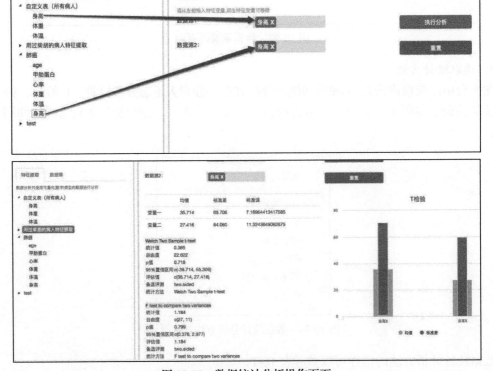

图 10-95　数据统计分析操作页面

10.2.4　"智能搜索"模块介绍

在平台内，可进行任意关键词的智能搜索。通过在智能搜索页面输入关键词，单击"搜索"，即可检索到数据库内所有关键词的相关信息。单击搜索结果条目后的"360"，可链接到"病人360"进行患者所有详细信息查看。智能搜索分为简单搜索和高级搜索两种检索模式。

在简单搜索模式下，输入关键词，即可搜索出所有与词条相关联的内容，如图 10-96 所示。

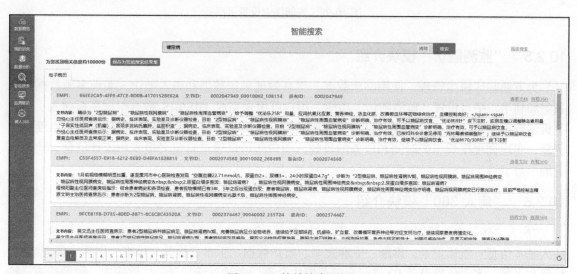

图 10-96　简单搜索页面

在高级搜索模式下，可通过输入全部的关键词/任一关键词的方式，实现关键词精准检索（见图 10-97），不过"关键词后有指定范围数字"指该条件只和第一个查询输入框的中的文本联合作用，并且只能搜索文字内容，如果需要根据年龄、挂号日期等字段过滤，需到数据过滤中进行字段过滤。

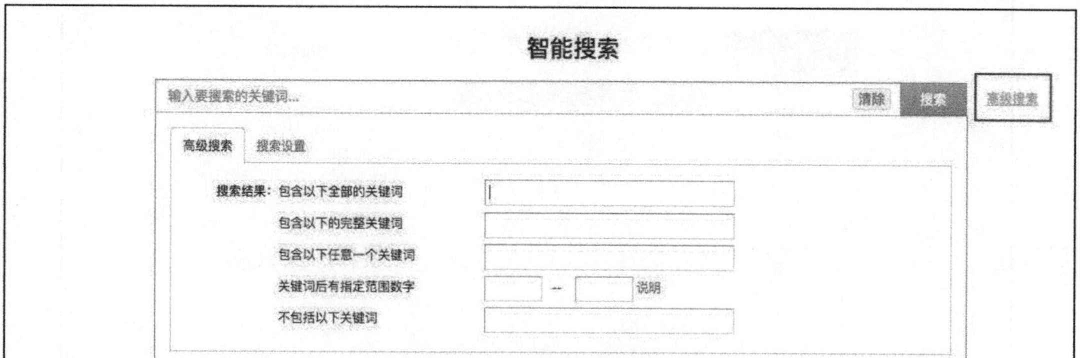

图 10-97　高级搜索页面

在搜索设置中可以设置每次搜索结果显示的条数和预览片段长度，如图 10-98 所示。

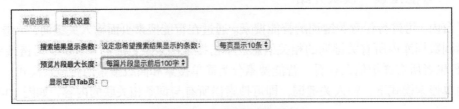

图 10-98　智能搜索设置页面

10.2.5　"监测随访"模块介绍

为方便临床医生管理、使用临床数据，更高效地采集数据和患者随访，实现多源数据信息采集和利用，平台设置"监测随访"功能，用户可用来完成 HIS/LIS 数据根据模板导入、患者手机端数据采集，并通过系统内置随机模块和项目解决临床科研中随机过程操作复杂难度高的问题，实现调度模块组织时间和任务的目的，用户还可以通过自定义报表和统计信息，让研究进展一目了然。

10.2.6　"病人 360"模块介绍

"病人 360"功能可以实现在一个界面中 360° 全方位地展示该病人的所有诊疗记录，包括病人基本信息、就诊记录、诊断、手麻文书、监护数据、手术、检验、检查、用药、病理结果、病历文书等，实现依靠患者 ID 进行全院范围内全部门急诊就诊记录、住院病史、影像检查、检验结果、诊断、手术、随访等信息的共享。用户只需访问单一来源，即可调取所需的全部信息。在使用时只需通过输入患者住院号，在输出的患者就诊记录中双击任一具体记录，即可进入病人 360 页面，如图 10-99 所示。

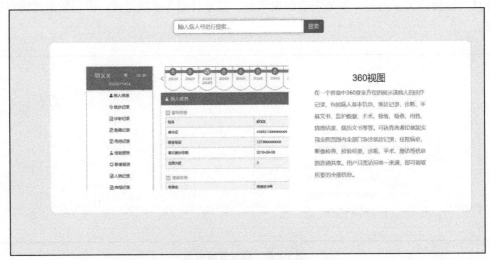

图 10-99　病人 360 页面

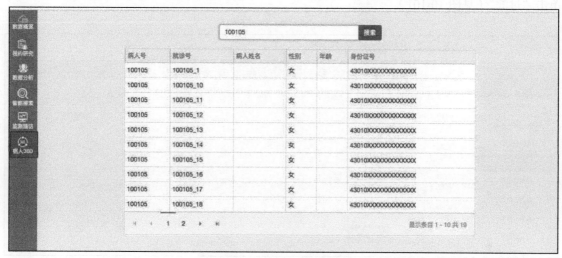

图 10-99 病人 360 页面（续）

1. 病人首页

左侧可选不同的视图表，顶部显示患者的历次就诊记录，如图 10-100 所示。

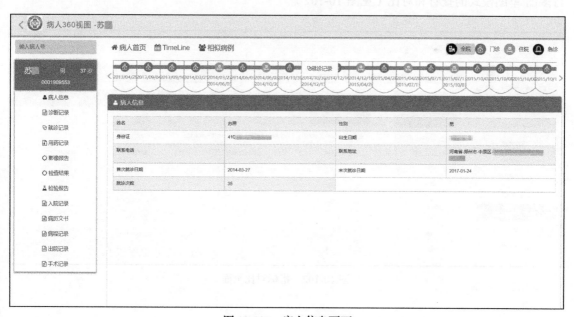

图 10-100 病人信息页面

如果想查看某位患者用过几次同一种药物，只需在药物记录中单击 ▽，输入药物名称，并单击"过滤"（见图 10-101）。

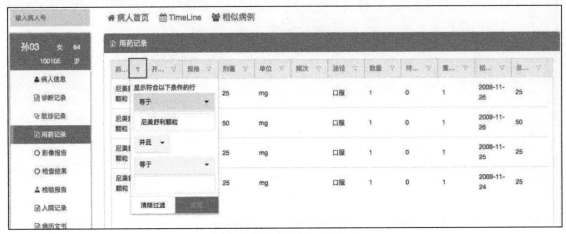

图 10-101　用药记录页面

2. 指标对比

在历次的检验报告中选中任意几条记录，单击"比较选中的指标"，在弹出的对话框内可进行多图/单图模式的查看和对比（见图 10-102）。

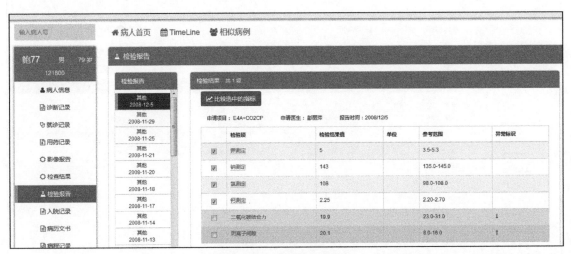

图 10-102　指标对比页面

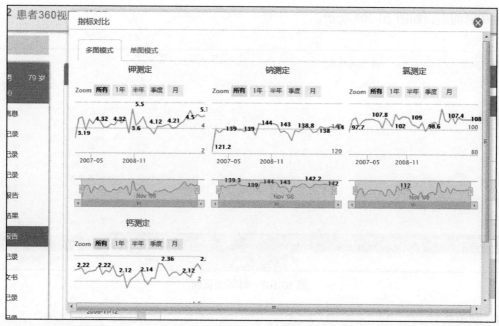

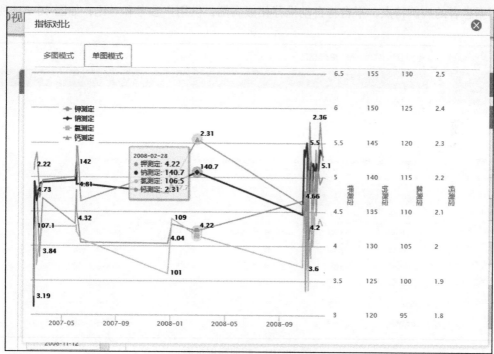

图 10-102　指标对比页面（续）

3. TimeLine（时间线）

患者就诊时间轴内可以让用户纵观单一患者的住院、门诊、手术、放疗、化疗这些重要事件发生的时间点，如图 10-103 所示。

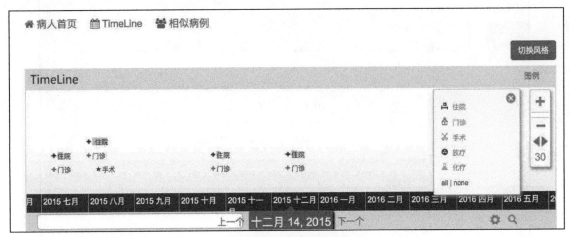

图 10-103　时间线页面

4. 相似病例

根据患者的病例特点，平台将自动推荐相似病例，供用户参考和对比，如图 10-104 所示。

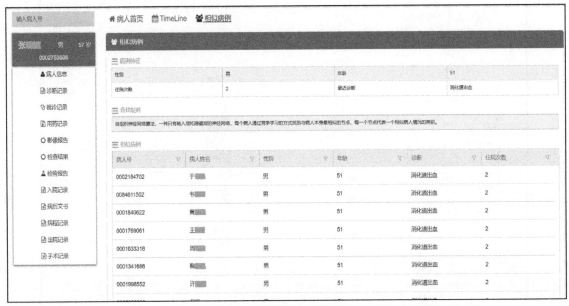

图 10-104　相似病例页面

10.3 医疗大数据可视化分析平台的管理模块

在平台管理模块，用户可以在配置模块对平台各功能按照使用习惯进行配置，包括数据源、资源权限、用户权限、术语库等，如图 10-105 所示。

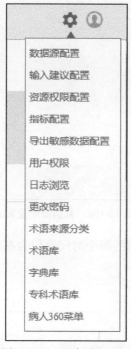

图 10-105 平台设置页面

打开配置表，各功能配置模块将按照标签形式进行排列。分功能的模块配置具体操作将在下面进行详细介绍。

10.3.1 数据源配置

（1）单击"设置"按钮，在下拉菜单中选择"数据源配置"（见图 10-106）。

（2）在切换的页面中，单击左上角的"新增"按钮，弹出"编辑"对话框。

（3）选择表（请使用"v_ccr_××××"格式的表）。

（4）输入显示名称。

（5）选择是否可见。

（6）输入排序号（输入整数，升序排列）。

（7）输入病人 id（默认为 empi）。

（8）选择排序字段，显示时按哪个字段进行排序。升序模板为"××××"，降序模板为"××××desc"（默认为空，此时性能最优）。

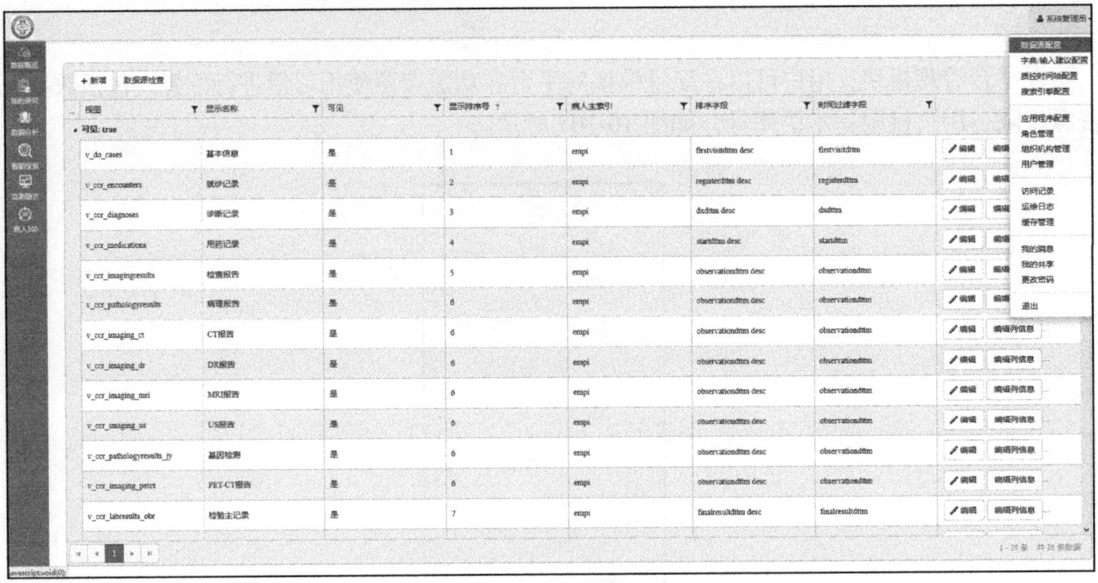

图 10-106　数据源配置页面

（9）选择时间过滤字段，该视图的哪个时间字段为基准时间，用于"数据概览"中按时间查询。

具体设置如图 10-107 所示。

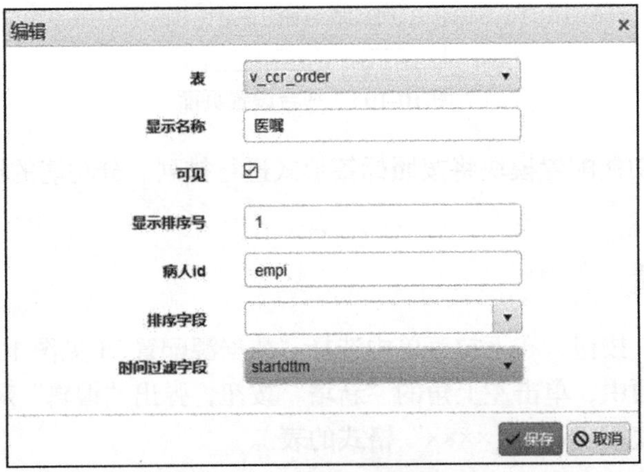

图 10-107　配置表编辑页面

（10）单击"保存"按钮，页面弹出"新增成功，请编辑列信息"提示框即可。

完成表配置后，单击该表的"编辑列信息"按钮（见图 10-108）即可进入列配置页面。

数据源配置
输入建议配置
资源权限配置
指标配置
导出敏感数据配置
术语库配置
用户权限
日志浏览
更改密码
病人360菜单
+ 新增
数据源检查
视图
显示名称
可见
显示排序号
病人主索引
排序字段
时间过滤字段
v_ccr_surgeries 手术 true 1 empi enddttm
v_ccr_medicati... 用药 true 2 empi startdttm
v_ccr_vitalsigns 生命体征 true 3 empi observationdttm
v_ccr_patients 病人 true 5 empi dob
编辑
编辑列信息
× 删除

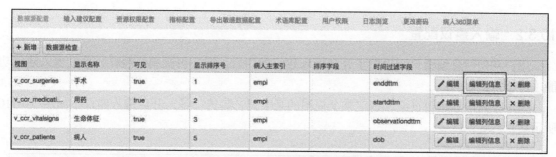

图 10-108 “编辑列信息”按钮

弹出的界面中会罗列该表在数据库中的所有列，如图 10-109 所示，具体编辑操作如下。

（1）列：数据库中表的原始列（不用做修改）。

（2）显示名称：该列在“数据概览”中显示的名称（用户可自行设定名称）。

（3）类型：各个列的类型（不用做修改）。

（4）宽度：该列在“数据概览”中显示的宽度，单位为 px（根据用户需求进行宽度设置）。

（5）格式化：只有时间类型的字段才有（不用做修改）。

（6）显示排序号：该列在“数据概览”中显示的顺序，按升序排列。

（7）可见：是否在“数据概览”中显示。

（8）绑定术语：术语库功能需要重定义（不用做修改）。

（9）开启输入建议：某列开启输入建议后，对该列进行条件过滤时，输入关键词，文本框就会弹出列表显示与之匹配的可选项。

单击“保存”按钮即可。

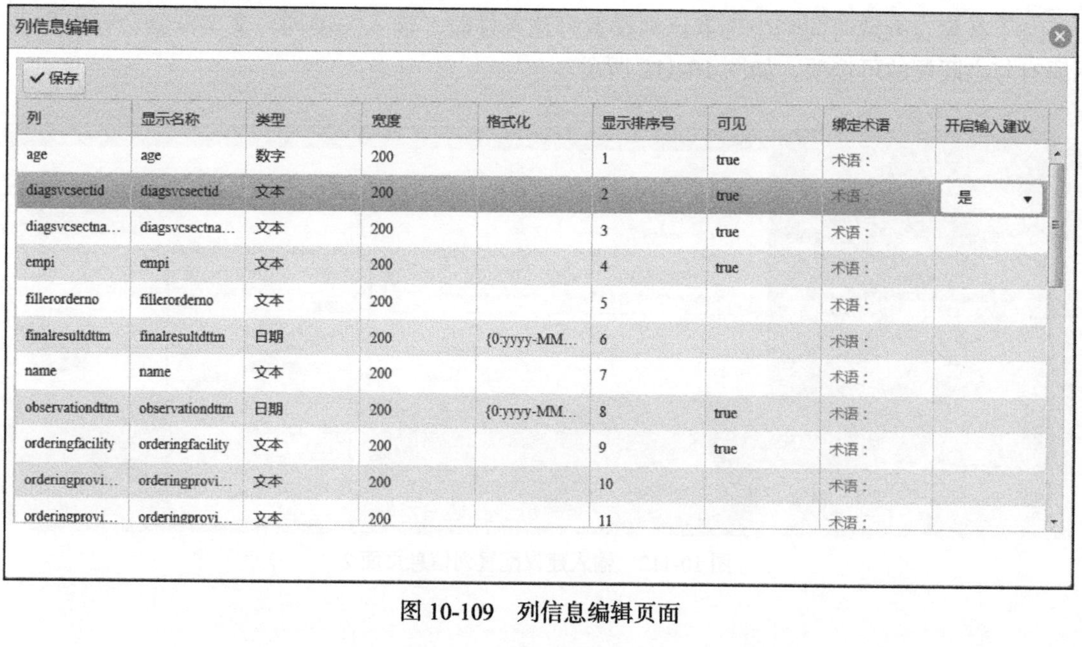

列信息编辑
保存
列
显示名称
类型
宽度
格式化
显示排序号
可见
绑定术语
开启输入建议
age age 数字 200 1 true 术语：
diagsvcsectid diagsvcsectid 文本 200 2 true 术语： 是
diagsvcsectna... diagsvcsectna... 文本 200 3 true 术语：
empi empi 文本 200 4 true 术语：
fillerorderno fillerorderno 文本 200 5 术语：
finalresultdttm finalresultdttm 日期 200 {0:yyyy-MM... 6 术语：
name name 文本 200 7 术语：
observationdttm observationdttm 日期 200 {0:yyyy-MM... 8 true 术语：
orderingfacility orderingfacility 文本 200 9 true 术语：
orderingprovi... orderingprovi... 文本 200 10 术语：
orderingprovi... orderingprovi... 文本 200 11 术语：

图 10-109 列信息编辑页面

10.3.2　输入建议配置

用户在列信息编辑页面设置了开启输入建议的列后，需要再次刷新缓存，列的输入建议功能才可正常使用。

（1）在列信息编辑页面，选定某个视图的某个列，勾选"是"开启输入建议，如图 10-110 所示。

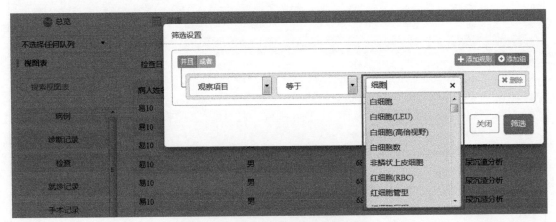

列	显示名称	类型	宽度	格式化	显示排序号	可见	绑定术语	开启输入建议
observation	观察项目	文本	200		5	true	术语：	是
finalresultdttm	finalresultdttm	日期	200	{0:yyyy-MM...	5		术语：	

图 10-110　输入建议配置列信息配置页面 1

（2）在输入建议配置页面，单击"立即刷新缓存"，如图 10-111 所示。

数据源配置　　输入建议配置　　资源权限配置　　指标配置　　导出载质数据配置　　术语库配置　　用户权限　　日志浏览　　更改密码　　病人360菜单

要具体配置哪些列提供输入建议功能，请在数据源配置->列配置中配置　　　　下次执行缓存时间: 2018/6/15　上次执行缓存时间: 2018/6/14　　立即刷新缓存

表名	列名	缓存数
检验结果	观察项目	667

图 10-111　输入建议配置列信息页面 1

（3）在聚合列或时间列中选取该列设置筛选条件时，输入关键词，文本框就会弹出列表显示所有与之匹配的可选项，如图 10-112 所示。

图 10-112　输入建议配置列信息页面 2

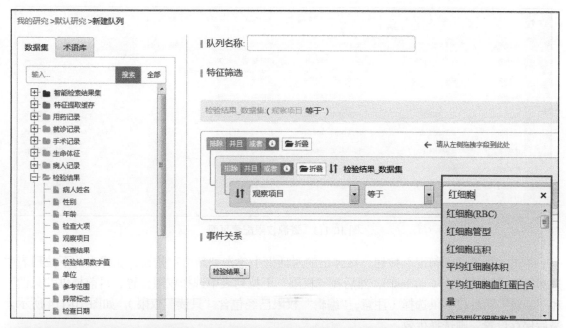

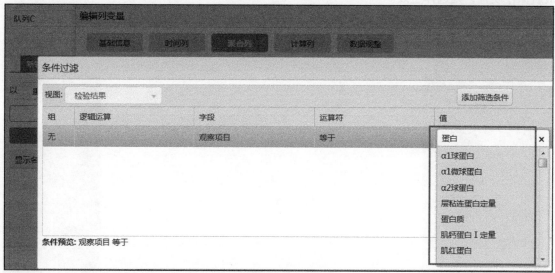

图 10-112　输入建议配置列信息页面 3（续）

10.3.3　资源权限配置

　　平台设置资源权限管理功能，通过该功能可以实现不同用户之间的资源共享，如图 10-113 所示。

	数据源配置	输入建议配置	资源权限配置	指标配置	导出敏感数据配置	术语库配置	用户权限	日志浏览	更改密码	病人360菜单
资源类型	资源名称		创建日期		更新日期 ↓		已授权用户			
特征提取	新自定义数据表		2018-01-22 18:24:38		2018-03-08 14:52:09				授权详细情况	
特征提取	现场V型从		2018-02-05 17:08:53		2018-03-07 14:23:39				授权详细情况	
特征提取	新特征提取表		2018-03-07 14:21:35		2018-03-07 14:21:50				授权详细情况	
特征提取	新特征提取表		2018-03-06 17:29:33		2018-03-07 14:21:48				授权详细情况	
特征提取	新特征提取表		2018-03-06 17:33:20		2018-03-06 17:33:20				授权详细情况	
特征提取	新特征提取表		2018-03-06 10:19:14		2018-03-06 10:19:14				授权详细情况	
特征提取	新特征提取表		2018-02-24 15:49:08		2018-03-02 19:03:29				授权详细情况	
特征提取	新自定义数据表		2018-02-02 10:41:51		2018-03-01 14:24:09				授权详细情况	
特征提取	新特征提取表		2018-02-28 13:05:20		2018-02-28 13:05:20				授权详细情况	

图 10-113 资源权限配置页面

单击"授权详细情况"按钮，在弹出的对话框中单击"新增"按钮，在弹出的下拉列表中选择需要授权的用户（如 test），然后在"权限"下拉列表中选择权限设置，目前提供"只读"和"编辑"两种权限供选择（注意，"编辑"权限已经包含"只读"权限），如图 10-114 所示。最后保存设置，则选择生效。

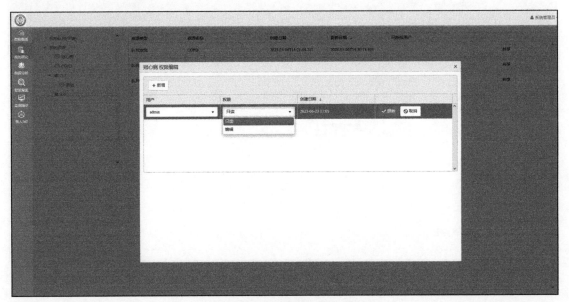

图 10-114 资源权限编辑页面

10.3.4 指标配置

用户可以通过"指标配置"自定义视图中的各项指标，如图 10-115 所示。

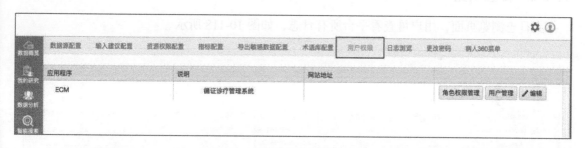

图 10-115　指标配置页面

10.3.5　用户权限配置

一般情况下，页面默认显示系统管理员的角色，用户可以根据使用需求自行创建新的角色，如图 10-116 所示。

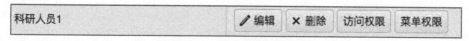

图 10-116　用户权限设置页面

在"用户权限"标签下，单击"角色权限管理"按钮，在弹出的对话框中单击"新增"按钮，输入角色名称（如"科研人员 1"），然后单击"访问权限"对角色权限进行设置，如图 10-117 所示，可手动勾选权限具体选项，也可选择系统提供的默认角色权限——信息科人员权限和科研人员权限，其中信息科人员默认拥有所有权限，科研人员除"设置"和"导出"权限外，默认拥有所有其他访问和编辑权限。

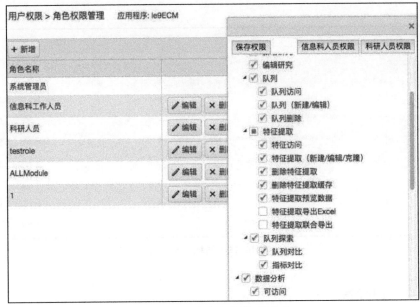

图 10-117　角色权限管理页面

10.3.6　日志浏览

在日志浏览页面，用户可查看平台所有日志，如图 10-118 所示。

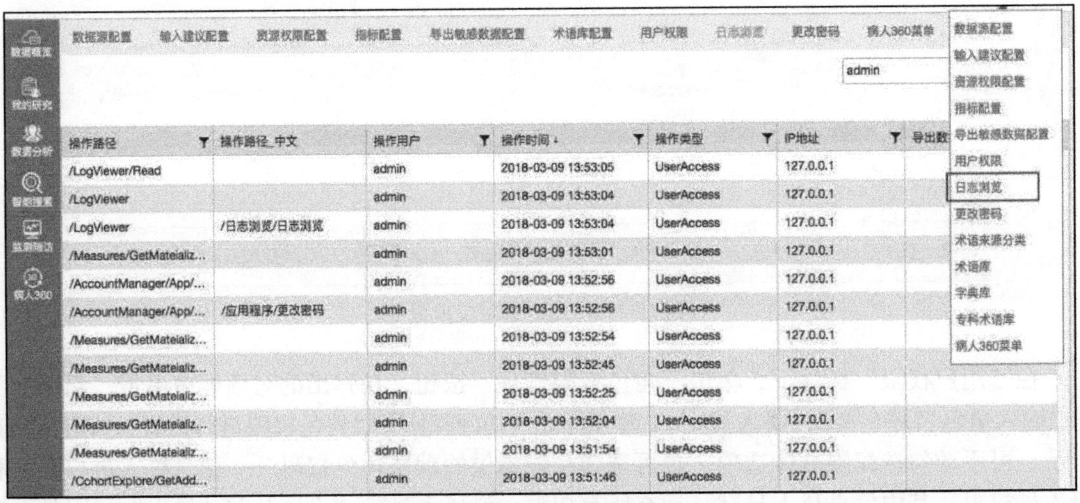

图 10-118　日志浏览页面

10.3.7　更改密码

平台提供更改当前账号（用户名）和密码的服务，如图 10-119 所示。

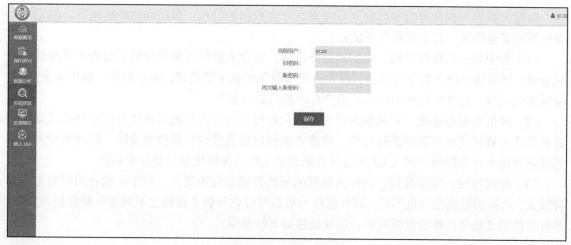

图 10-119　更改密码页面

10.4　医疗大数据可视化分析平台安全措施

随着医疗大数据的应用环境越来越多元化，医疗大数据的安全也面临严重的风险。由于医疗大数据不仅关乎个人隐私和医院内部信息，同时可能涉及国家机密，一旦发生泄露后果不堪设想，所以医疗大数据可谓是"万无一失，一失万无"。

医疗大数据主要面临的安全风险包括以下几类：①隐私暴露风险；②数据盗取风险；③数据遗失风险；④非法利用风险；⑤数据威胁风险；⑥计算机病毒风险。在制定数据安全措施时，既要兼顾合作单位，又要加强对科室用户的管理。

由于医疗大数据的自身特点，在进行安全管理时还存在使用环境的多样化，数据使用者的多元化，数据使用方式的多样化，同时本地化使用需求占了大多数等问题。

医疗大数据在进行安全防护时，需要针对以上问题设立完备的安全防护体系来保证数据的安全。重点要从以下几方面来进行设立。

（1）物理安全。物理安全威胁主要来自地震、水灾、火灾等不可抗力事故，电源故障、设备被盗或毁坏、电磁干扰、线路截获数据、机房环境和报警系统故障、人工操作失误等问题。物理安全的防护重点是主机安全，其防护重点在于身份鉴别、访问控制、恶意代码防范、资源控制、入侵防范等。

（2）网络安全。网络安全防护在兼顾访问控制、结构安全等关键点的同时还要重点关注两个方面：一是网络传输数据的保密性、完整性；二是网络设备的安全运行。

（3）数据安全和数据备份。在把好各个数据、设备和网络关口的同时，还要加强数据本身的修复能力，把数据受到损害时的危害降到最低。数据备份尤其是硬件备份是保证系统在受到数据破坏后的重要防御修复手段，其中通过异地备份可预防自然灾害带来的影响。

医疗大数据可视化分析平台在充分考虑医疗大数据的特点、风险和防护措施后，制定了完备的数据安全措施，其主要有如下优势。

（1）集中统一的数据处理、防护和服务机制。医疗大数据可视化分析平台集中管理数据避免分散，同时提供统一的处理能力，最大限度地避免脱机下载处理，由平台统一提供安全防护，降低安全风险，为有数据使用需求的用户有序提供数据服务。

（2）降低数据敏感度，对数据进行去隐私化处理。医疗大数据可视化分析平台通过结构化或自然语言处理技术对数据进行处理，将患者识别信息直接进行替换或去除，同时医疗大数据可视化分析平台单独保存病人 ID 来实现数据溯源工作，保障数据信息的准确性。

（3）分级授权，加强管控。医疗大数据的原始数据量较为庞大，且不同病种的研究主题差异较大，所需的数据范围也不同，因此医疗大数据可视化分析平台建立不同的专科数据库资源，并针对使用者账号可单独设置权限，以保证数据不被泄露。